Martin Alfredo Canaan Sapag Aucar

Calidad de vida familiar y discapacidad severa del desarrollo

Martin Alfredo Canaan Sapag Aucar

Calidad de vida familiar y discapacidad severa del desarrollo

Estudio en las comunidades de Cutral Co y Plaza Huincul

Editorial Académica Española

Impressum / Aviso legal

Bibliografische Information der Deutschen Nationalbibliothek: Die Deutsche Nationalbibliothek verzeichnet diese Publikation in der Deutschen Nationalbibliografie; detaillierte bibliografische Daten sind im Internet über http://dnb.d-nb.de abrufbar.

Alle in diesem Buch genannten Marken und Produktnamen unterliegen warenzeichen-, marken- oder patentrechtlichem Schutz bzw. sind Warenzeichen oder eingetragene Warenzeichen der jeweiligen Inhaber. Die Wiedergabe von Marken, Produktnamen, Gebrauchsnamen, Handelsnamen, Warenbezeichnungen u.s.w. in diesem Werk berechtigt auch ohne besondere Kennzeichnung nicht zu der Annahme, dass solche Namen im Sinne der Warenzeichen- und Markenschutzgesetzgebung als frei zu betrachten wären und daher von jedermann benutzt werden dürften.

Información bibliográfica de la Deutsche Nationalbibliothek: La Deutsche Nationalbibliothek clasifica esta publicación en la Deutsche Nationalbibliografie; los datos bibliográficos detallados están disponibles en internet en http://dnb.d-nb.de.

Todos los nombres de marcas y nombres de productos mencionados en este libro están sujetos a la protección de marca comercial, marca registrada o patentes y son marcas comerciales o marcas comerciales registradas de sus respectivos propietarios. La reproducción en esta obra de nombres de marcas, nombres de productos, nombres comunes, nombres comerciales, descripciones de productos, etc., incluso sin una indicación particular, de ninguna manera debe interpretarse como que estos nombres pueden ser considerados sin limitaciones en materia de marcas y legislación de protección de marcas y, por lo tanto, ser utilizados por cualquier persona.

Coverbild / Imagen de portada: www.ingimage.com

Verlag / Editorial:
Editorial Académica Española
ist ein Imprint der / es una marca de
OmniScriptum GmbH & Co. KG
Heinrich-Böcking-Str. 6-8, 66121 Saarbrücken, Deutschland / Alemania
Email / Correo Electrónico: info@eae-publishing.com

Herstellung: siehe letzte Seite /
Publicado en: consulte la última página
ISBN: 978-3-659-09267-1

A Marisa, Santi, Fran y Lauti

Pensando en Chencho, Laurita y Carmen

AGRADECIMIENTOS

A mis compañeros del Comité de Discapacidad, Amelia, Paola, Anita, Natalia, Silvina, y Gastón, a Johana, ex Directora del Hogar Crecer, y a Alejandra mi compañera de Pediatría; amigos que codo a codo, mano a mano, trabajan conmigo por la inclusión social en mi comunidad.

A Andrea Aznar y Diego González Castañón, de Fundación Itineris, fundamentales, quienes me enseñaron a problematizar la discapacidad de una manera transformadora, y generosamente autorizaron y asesoraron en el uso de la Escala Latinoamericana de Calidad de Vida para este estudio.

A la Dra. Bonicato, referente nacional en Argentina de la Escala de Calidad de Vida de la OMS, y a Jean Summers, coautora de la Escala de Calidad de Vida Familiar del Beach Center, por compartir conmigo generosamente sus instrumentos y sus investigaciones.

A la Comisión Nacional Salud Investiga, que otorgó a esta investigación la Beca Ramón Carrillo-Arturo Oñativia.

A la Comisión Asesora de Investigación Biomédica en Seres Humanos (CAIBSH) por sus oportunas y acertadas observaciones que enriquecieron este trabajo.

A Marcio Alazraqui, quien confió en mí, me rescató en el momento más difícil de la construcción de este trabajo, y me guió por buen camino, como Director de este trabajo de investigación.

A mis padres, por trasmitirme por los genes y por su ejemplo, la pasión por intentar comprender el mundo en que vivo, para participar creativamente en la construcción de su historia.

"...nunca sabemos lo que un cuerpo puede, y conviene recrear esta incertidumbre allí donde se solidifican las imágenes del otro: "no va a poder", "no sabe", "no quiere", "no le interesa", "él es así". Nadie sabe lo que un cuerpo puede. Por eso mismo, nadie tiene derecho a enunciar las fronteras de los demás."

Isabelino A. Siede (2008)

"¡¡¡Doctor Sapag!!!,... ¿Por qué vino si acá no hay ningún enfermo?"

De mi encuentro con Giuliano en la plaza,...jugando

3

CONTENIDO

1- INTRODUCCIÓN

1.1 Propósitos y problemas abordados en la investigación

Este es un trabajo acerca de personas que presentan una discapacidad severa, desde antes de haber cumplido los 18 años de edad. Estas requieren permanentemente y por tiempo prolongado, la asistencia de terceros para poder cumplir con las actividades básicas de la vida diaria. Son portadores de discapacidades múltiples, de inicio antes de los 18 años de edad y casi siempre con severa discapacidad intelectual. Es también una mirada descriptiva sobre su contexto vincular, sobre la estructura, la situación económica y sobre la calidad de vida de los integrantes de sus familias.

Se pretende generar conocimiento acerca de una población vulnerable, identificada reductivamente desde un modelo médico hegemónico, como portadora de enfermedad crónica.

Hasta la fecha, no existía ninguna fuente que permitiera conocer la situación de estas familias en las comunidades de Cutral Có y Plaza Huincul. La inquietud de iniciar este trabajo surge de la convicción de que no es posible diseñar apoyos adecuados sin conocer a quienes se beneficiarían de los mismos.

La discapacidad es un concepto complejo, y ha sido objeto de constante discusión, de elaboración teórica y de intenso cambio en cuanto a las prácticas dominantes relacionadas a la misma en los últimos 50 años. Debido a su complejidad puede ser abordada desde diferentes perspectivas.

A los fines de ilustrar la problemática, aquí vamos a desarrollar la temática por un lado desde sus aspectos clínicos, dado que es frecuente la confusión de enfermedad con discapacidad. Procuraremos describir las diferencias y a su vez las relaciones entre ambos conceptos, citando los desarrollos teóricos de Foucault, Menéndez, y Ayres, y en específico en cuanto a discapacidad a Garralda y Aznar & González Castañón.

Por otro lado, enfocaremos la discapacidad desde una perspectiva de derechos, tomando como referencia la legislación vigente en Argentina y a nivel internacional, y citando los documentos principales de la Organización Mundial de la Salud (OMS) en referencia a la temática.

Finalmente describiremos el contexto social y cultural en el que se desarrolla la presente investigación, incluyendo los emergentes locales que justifican la realización de este estudio.

1.2 La discapacidad desde una perspectiva clínica

El Tratado de Pediatría de Nelson, el texto de referencia sobre clínica pediátrica más utilizado en todo el mundo, en su capítulo sobre retraso mental de su última edición (Shapiro & Batshaw, 2009) plantea bajo el subtítulo de "Definición", que existen dos posturas respecto a la clasificación de la discapacidad intelectual.

Por un lado la propuesta de la Asociación Psiquiátrica Americana (APA), plasmada en su Cuarta Edición Revisada del Manual Diagnóstico y Estadístico de los Trastornos Mentales (DSM IV R), basada en la clasificación de la función cognitiva en relación al Coeficiente Intelectual (CI) obtenido por medio de diferentes test diagnósticos. Según el resultado de estos test, clasifica a las personas con problemas cognitivos en grados leve, moderado, severo y profundo, y establece un pronóstico de funcionamiento intelectual en la edad adulta según la "edad mental" que compara el funcionamiento de la persona con el que tendría un niño de diferentes edades según la profundidad de trastorno (por ejemplo de 9 a 11 años de "edad mental" para una persona con retraso mental leve, y de menos de 3 años para una persona con retraso mental profundo).

Por otro lado la propuesta de Asociación Americana de Discapacidad Intelectual y del Desarrollo (AAIDD), se basa no en el CI, sino en el grado y tipo de apoyos que requiere la persona con discapacidad para lograr el mejor funcionamiento personal y la integración social plena.

Este estudio sigue la propuesta por la AAIDD, porque está en línea plenamente con los derechos de las personas con discapacidad, como se verá más adelante, y porque además está de acuerdo con las bases filosóficas que sustentan la clínica moderna, desde una perspectiva de humanización de las prácticas de la salud. Pasemos a fundamentar esta aseveración.

Según Foucault (2003, p. 4 y 15), la medicina moderna "ha fijado su fecha de nacimiento hacia los últimos años del siglo XVIII. Cuando reflexiona sobre sí misma, identifica el origen de su positividad a una vuelta, más allá de toda teoría, a la modestia eficaz de lo percibido.", y agrega,

> ...la clínica aparecía, para la experiencia del médico, como un nuevo perfil de lo perceptible y lo enunciable: nueva distribución de los elementos discretos del espacio corporal (aislamiento, por ejemplo, del tejido, región funcional en dos dimensiones, que se opone a la masa funcionante del órgano y constituye una paradoja de una "superficie interior"), reorganización de los elementos que constituyen el fenómeno patológico (una gramática de los signos ha sustituido a una botánica de los síntomas), definición de series lineales de acontecimientos mórbidos (por oposición a la maraña de las especies nosológicas), articulación de la enfermedad en el organismo (desaparición de las entidades mórbidas generales que agrupaban los síntomas en una figura lógica, en provecho de un estatuto local que sitúa al ser de la enfermedad con sus causas y sus efectos en un espacio de tres dimensiones). La aparición de la clínica como hecho histórico, debe identificarse con el sistema de estas reorganizaciones. Esta nueva estructura está señalada, pero por supuesto no agotada, por el cambio ínfimo y decisivo que ha sustituido la pregunta: "¿Qué tiene usted?", con la cual se iniciaba en el siglo XVIII el diálogo del médico con su gramática y su estilo propios, por esta otra en la cual reconocemos el juego de la clínica y el principio de todo su discurso: "¿Dónde le duele a usted?".

De acuerdo a este relato, Foucault no hace más que reafirmar los tres pilares sobre los que se construye el conocimiento moderno: el empirismo (el requisito de la verificación de los hechos por medio de los sentidos), el inductivismo (la lógica que parte de lo particular para llegar a lo general), y el interés funcional (la búsqueda de la causa eficiente).

De ese modo, una clasificación de la discapacidad basada en una batería de test de discutida aplicabilidad en el ámbito latinoamericano y no en una evaluación del funcionamiento de la persona en su contexto (falta de constatación empírica), que generalice pronósticos a partir de estos test pronosticando límites al desarrollo futuro sin un sustento científico (utilizando una lógica deductiva), y que desde un modelo médico hegemónico marcado por su biologicismo y su ahistoricidad, solo busca causas en la enfermedad desconociendo la decisiva influencia del contexto vincular y socioeconómico sobre el desarrollo de las personas con discapacidad (deficiente búsqueda de causa eficiente), se presenta como una propuesta que podríamos calificar de pre-moderna.

Por el contrario, consideramos que la práctica clínica, tienen que tener como norte los proyectos de vida y felicidad de las personas con discapacidad, y que las intervenciones diagnósticas y terapéuticas deben subordinarse a dichos proyectos, lo cual constituye el eje conceptual de la humanización de las prácticas de salud (Ayres, 2005), y que lo indicado es clasificar la intensidad y la modalidad de apoyos necesarios que colaboren con este fin.

Clasificar la gravedad de la discapacidad no es una tarea sencilla, ya que se trata de un fenómeno multidimensional, dinámico, y en muchos aspectos de valoración subjetiva: ¿relativo a qué o a quién definiremos la severidad de la discapacidad?

La Clasificación Internacional del Funcionamiento, la Discapacidad y la Salud (CIF) (OMS, 2001) especifica la magnitud del problema en el momento de la evaluación, aplicando una escala (que debe ser calibrada adaptándola a cada realidad local) a cada componente del concepto discapacidad (estructura / función corporal, actividad y participación), tanto en sus aspectos negativos como en los positivos. La Clasificación Internacional de la Discapacidad, la Deficiencia y la Minusvalía (CIDDM) (OMS, 1981) considera como grave la situación de aquellas personas en las que la intervención tiene como objetivo la "suplementación" o la "sustitución", que implican que la persona solo es capaz de realizar las actividades con ayuda, o cuando aún con ayuda no puede llevar a cabo una conducta ó actividad, respectivamente.

Citamos aquí dos definiciones similares, que aclaran con precisión cuál es nuestra población objetivo:

Según Garralda (2000, p. 20), la discapacidad grave o severa se refiere a la situación en la cual una persona: "ha reducido su autonomía personal, correlativa a su edad, de tal modo que es necesaria una intervención asistencial permanente, continuada y global en la esfera individual o relacional". Garralda considera además gravísima, la situación en la cual la persona no solo requiere constante cuidado, sino también constante intervención sanitaria.

La *Association for Persons with Severe Handicaps*, complementariamente las define como:

> Personas de cualquier edad que necesitan apoyo externo amplio en más de una de las principales actividades de la vida de cara a participar en escenarios integrados de la comunidad y a disfrutar de la calidad de vida que está al alcance de los ciudadanos y ciudadanas con ninguna o escasa discapacidad. Se puede necesitar apoyo para actividades de la vida tales como movilidad, comunicación, cuidado personal y aprendizaje como algo necesario para vivir con independencia, para empleo y para autosuficiencia (Meyer, Peck & Brown, 1991, p. 19).

En esta última definición, se incorpora la categoría calidad de vida, como el parámetro para guiar los apoyos y medir su impacto.

Ante la pérdida de autonomía, aparecen frecuentemente en la literatura citada las palabras "cuidados" y "apoyos". Cuidado remite comúnmente a pensar en una persona ayudando a otra a superar su falta de autonomía. La autonomía se refiere a la independencia en el funcionamiento.

Ayres (2004) sin embargo realiza una profunda reflexión acerca de esta categoría, dándole una connotación que no se diferencia esencialmente de la categoría "apoyo", más utilizada por autores americanos (Schalock, 1999), españoles (Tamarit, 1998) y argentinos (Aznar & González Castañón, 2008). Apoyo nos lleva a pensar en una persona ayudando no solo a suplir su falta de autonomía, sino también a ejercer o a desarrollar su autodeterminación. Autodeterminación se refiere a la libertad de elegir entre diferentes posibilidades, implica un reconocimiento del otro en cuanto al protagonismo en su propia vida, siendo libre y responsable, formando parte de un contexto que lo respete y al cual tenga que respetar (Aznar & González Castañón, 2008). Es creer que el otro puede elegir, y que su proyecto de vida y felicidad es respetable, independientemente de su falta de autonomía.

Surge entonces la noción de "necesidades de apoyo", para hacer énfasis no en el deterioro morfológico y/o funcional, sino en las barreras que debemos superar para favorecer la condición de las personas con discapacidad y sus familias. Se logra a través de este concepto evitar el etiquetamiento de la persona, que puede producir una falta de plasticidad en la condición de la persona con discapacidad. Además, facilita así el reconocimiento y la intervención sobre las barreras que impiden el acceso a las oportunidades para potenciar al máximo todas sus capacidades.

Así los apoyos generalizados se caracterizan por su constancia, su alta intensidad, y su empleo de un número muy elevado de recursos de diferentes entornos, generalmente a lo largo de toda la vida, y que este apoyo es el que precisa mayores recursos humanos, tecnológicos y de servicios. El hecho de que el apoyo generalizado hay que afrontarlo a lo largo de toda la vida, hace imprescindible para las familias el aprender a enfrentarse al stress de un estado crónico, y hace fundamental la necesidad de contar con instituciones que les brinden una atención oportuna, adecuada, y de la mayor calidad.

1.3 La Discapacidad desde una perspectiva de derechos.

Tal vez uno de los ejemplos más significativos de cómo fue modificando el concepto de la discapacidad sea el de la Organización Mundial de la Salud (OMS),la cual buscando adaptarse a las nuevas percepciones y formas de abordaje de la realidad de la discapacidad, publica la Clasificación Internacional de las Deficiencias, la Discapacidad y la Minusvalía (CIDDM) (OMS,1980).Esta clasificación se constituyó como un documento complementario a la Clasificación Internacional de las Enfermedades (CIE).De esa manera, la OMS reconoce que la discapacidad es un fenómeno que debe diferenciarse de la enfermedad y propone el siguiente modelo para la comprensión de la discapacidad (Figura 1):

Figura 1. Modelo conceptual de la discapacidad, según la OMS, CIDDM, (1980).

Enfermedad → Deficiencia → Discapacidad → Minusvalía

Fuente: CIDDM (1980).
CIDDM: Clasificación Internacional de las deficiencias, la Discapacidad y la Minusvalía.
OMS: Organización Mundial de la Salud

En este modelo, de tipo lineal, la enfermedad aparece como determinante inicial de tres condiciones. Aquí la deficiencia, que representa un déficit en la dimensión física, como la falta de un órgano o de un miembro. Por otro lado la Discapacidad, representando la falta de funcionalidad de órganos o miembros. Y finalmente la minusvalía, que expresa la imposibilidad de cumplir un determinado rol social debido a las anteriores condiciones.

Rápidamente este modelo mostró una falta de adecuación a la práctica social y a la discusión en relación a la problemática. Este modelo le daba una importancia primordial a la enfermedad como determinante desconociendo la influencia de otros factores, hacía hincapié en los déficits, promoviendo de alguna manera una idea de limitación inexorable de la persona con discapacidad, y establecía una relación de determinación unidireccional.

En la década de los 90, Naciones Unidas (NU) publica las Normas Uniformes para la Igualdad de Oportunidades para las Personas con Discapacidad (NU, 1993), en el contexto de la Convención Internacional sobre los Derechos de las Personas con Discapacidad. En esta Convención, los países miembros consideran necesaria una expresión específica acerca de los derechos de las personas con discapacidad, como una forma de promover la disolución de los obstáculos físicos y sociales que impiden o dificultan la plena inclusión social (NU, 2006), lo cual había generado en el pasado buenos resultados en relación a otros grupos vulnerables. Así, Naciones Unidas sostiene que la discapacidad es una resultante de condiciones personales, dentro de las cuales el estado de salud no es el único componente, y de condiciones contextuales, en las cuales se incluyen el ambiente físico y social.

La OMS incorpora esta nueva conceptualización basada en los derechos humanos y 10 años después publica la Clasificación Internacional del Funcionamiento, la Discapacidad y la Salud (CIF) (OMS, 2001).En la misma se propone un nuevo marco conceptual que incorpora la idea de la interacción del ambiente con las personas (Fig.2):

Figura 2. Modelo conceptual de la discapacidad según la OMS, CIF (2001).

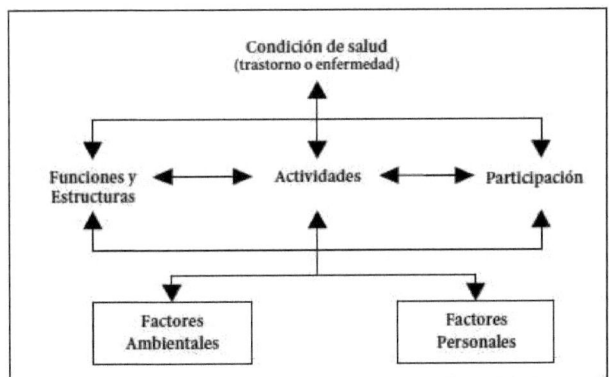

Fuente: CIF (2001).
CIF: Clasificación Internacional del Funcionamiento, la Discapacidad y la Salud.
OMS: Organización Mundial de la Salud

Esta propuesta difiere en varios aspectos respecto de la anterior. Por un lado, la relación entre los diferentes componentes es bidireccional, y la condición de salud ya no subordina causalmente al resto de los componentes. Por otra parte, cada componente puede ser valorado en forma positiva o negativa. De esa manera admite pensar en diferentes niveles de bienestar y no solo en limitaciones. Adicionalmente, la OMS reconoce que la realidad de la discapacidad es más compleja que el nuevo modelo, que se presenta como una propuesta para pensar esta problemática, que es multidimensional, admitiendo otras concepciones tanto de los componentes como de las interacciones entre los mismos, y un desarrollo mucho más complejo de los componentes contextuales y personales, que varían de individuo a individuo y de comunidad en comunidad.

La República Argentina como miembro de Naciones Unidas, adhirió a la Convención de los Derechos de las Personas con Discapacidad, y debido a la reforma constitucional del año 1994, incorpora este tratado internacional con rango constitucional, es decir, con calidad *ut supra* de toda ley promulgada o por promulgarse en el país. Con base en esta declaración de derechos, se han formulado diferentes leyes que reglamentan diferentes aspectos en relación a garantías de derechos de las personas con discapacidad.

Entre ellas, es necesario mencionar a la Ley Nacional 22431 también llamada Sistema de Protección Integral de los Discapacitados, promulgada en el año 1981, y a la Ley Nacional 24901 (1997), que trata sobre los servicios destinados a las personas con discapacidad, incluyendo los destinados a las personas con discapacidad severa del desarrollo, las cuales constituyen la razón de este trabajo de investigación. La Ley Nacional 22431 es considerada como la ley que hace eco a la Convención de los Derechos de las Personas con Discapacidad, y tiene su paralelo a nivel de la provincia de Neuquén en la Ley Provincial 1634 o Ley de Protección de los Discapacitados (1985). La Ley Nacional 24901 tiene una continuidad con dichas leyes, ya que reglamenta las responsabilidades del estado y de los privados y obras sociales en relación a las garantías de accesibilidad y de calidad de los servicios orientados a la habilitación y rehabilitación de las personas con discapacidad.

De este modo, hoy contamos en Argentina con marcos legales adecuados a las concepciones más modernas sobre la discapacidad, orientadas a proveer un contexto libre de barreras para el desarrollo, que fueron elaboradas en conjunto por diversos actores sociales, incluyendo a personas con discapacidad, sus familias, profesionales especialistas en discapacidad, y organizaciones gubernamentales y no gubernamentales.

1.4 Características de la comunidad donde se desarrolla la investigación.

La comunidad en donde desarrollaremos nuestra investigación son en realidad dos ciudades, Cutral Có y Plaza Huincul.

Es fundamental para este trabajo, describir el contexto social e histórico de las mismas, a fin de poder luego orientar el trabajo de campo y la elaboración de resultados y conclusiones.

Se encuentran ubicadas en la Patagonia Argentina, en la provincia de Neuquén, 100 km al oeste de la ciudad de Neuquén capital. Es una zona de estepa, de clima seco, con pocas precipitaciones, y con estaciones bien definidas, de temperaturas que permiten todo el año actividades al aire libre.

Antes del descubrimiento del petróleo en 1918, la zona solo servía de paso y descanso a los viajeros que se trasladaban a otras regiones, en ferrocarril o por tracción a sangre.

El estado nacional, fue quien creó y mantuvo la población desde entonces, compuesta por los operarios de la empresa y sus familias, en lo que se denominó "el Octógono Fiscal". Dentro de su "geometría", se desarrolló una comunidad con amplios beneficios económicos y sociales que perduraron durante muchos años, hasta la privatización de YPF en la década del 90.

En 1966, Yacimientos Petrolíferos Fiscales (YPF) entrega al estado provincial el territorio, y en 1967 se constituye el Municipio de Plaza Huincul.

Fuera del octógono, se generó un asentamiento ilegal con familias expulsadas del mismo en 1929, por no pertenecer a la empresa. Estas familias vivían en condiciones muy inferiores a las que reinaban dentro del Octógono (Sapag L., 2008).

Si bien en 1933 la primera denominación oficial de esta comunidad fue "Pueblo Nuevo", se difundió otra versión, la de "Barrio Peligroso" y luego cambió por el actual nombre de Cutral Có, del mapudungun (idioma mapuche) "Aguada de Fuego", en referencia a la industria principal de la región.

Desde entonces, y hasta ahora, ambas comunidades fueron creciendo en número, manteniendo independencia administrativa, pero compartiendo en forma total la vida cotidiana. En esta comunidad, sus habitantes viven de un lado, trabajan en el otro, sus hijos tienen actividades sociales en ambas ciudades.

Un hecho que marcó profundamente la historia de sus habitantes fue la privatización de YPF, con la consiguiente pérdida de la fuente laboral para gran parte de sus trabajadores, y la amenaza de la "desaparición" del pueblo. Esto puede ser objetivado por el crecimiento poblacional nulo registrado entre los censos de 1991 y del 2001 (INDEC, 1991; 2001).

La privatización generó una propuesta popular, que se denominó "pueblada", ya que casi todos salieron a tomar la calle. Fue entonces que nació el primer "piquete" de la Argentina, una situación hoy cotidiana y conocida por todos. A partir de esa protesta, se lograron decisiones políticas que permitieron continuar con esperanzas de futuro, debido al desarrollo de alternativas laborales relacionadas con el procesamiento local del gas y el petróleo en una destilería, y la generación de un fondo para el desarrollo de proyectos productivos. El personal de YPF que fue despedido, los "ex-ypefianos", fue indemnizado con importantes sumas, que les sirvieron en muchos casos para invertir en negocios inmobiliarios y comerciales.

Según los datos del censo 2001, sumando la población de ambas ciudades, a principios del 2000, contaba con 45 mil habitantes (34 mil en Cutral Có, 11 mil en Plaza Huincul), la segunda en número después de la ciudad de Neuquén Capital (INDEC, 2001).

La vida laboral se desarrolla fundamentalmente en relación a la extracción y procesamiento de gas y petróleo, y al área de servicios, sobre todo estatales, y con un considerable desarrollo del comercio y de servicios privados.

Recientemente, la cátedra de economía de la Universidad Tecnológica Nacional (UTN), realizo una investigación acerca del nivel de ingresos personales y familiares en las comunidades de Cutral Có y Plaza Huincul (Sapag L. et al. 2006).De los resultados de la misma se desprende que los niveles de inequidad son mayores que en el resto del país. Sin embargo, los datos obtenidos indican la presencia de algunas particularidades.

La población en estudio presenta empresas de importante envergadura, sobre todo en relación a los servicios petroleros e industriales, pero sus dueños no residen en la localidad. Los índices de desocupación y subocupación triplican los encontrados a nivel nacional. Sin embargo, el nivel de indigencia es notablemente más bajo que el nacional. Esto se debe a la presencia de la intervención estatal provincial, nacional y municipal, a través de subsidios, y a las estrategias familiares de contención de sus miembros.

La accesibilidad a la atención médica es universal, debido al amplio desarrollo del sistema de salud público, que es famoso en Argentina por sus muy buenos indicadores de mortalidad, y por su organización. La educación es mayoritariamente pública, con la excepción de algunos jardines de infantes, y la Universidad de Salta, que a través de la Cooperativa local que administra la telefonía y la energía eléctrica, dicta carreras a distancia. También contamos con la sede neuquina de la Universidad Tecnológica Nacional (UTN).

Un problema importante es la falta de cursos de agua cercanos, lo cual trae periódicamente problemas en la provisión para el consumo familiar, y constituye una preocupación en cuanto a la falta de desarrollo de industrias alternativas a la hidrocarburífera, que requieren de esta agua para florecer.

La mayor parte de la población tiene cobertura social, fundamentalmente con la Obra Social de Petroleros Privados (OSPEPRI), y con la obra social de los empleados estatales (ISSN, Instituto de Seguridad Social de Neuquén).

La comunidad mapuche tiene su presencia en el área urbana. Están integrados a las actividades sociales y comerciales urbanas, y el mestizaje es la situación más común. También se encuentran en este momento reclamando activamente por derechos relacionados con la propiedad de la tierra e incluso la independencia del estado argentino, reivindicando la Nación Mapuche[a].

1.5 Servicios específicos destinados a las personas con discapacidad en Cutral Có y Plaza Huincul.

En relación al desarrollo de instituciones y servicios en relación a la discapacidad, contamos con la Escuela Especial nº 2 "Mi Mañana", fundada en el año 1961.

A partir de esta institución, y de los padres de las personas con discapacidad, organizados en cooperativas articuladas con los gobiernos municipales y provincial, fueron surgiendo otras instituciones para responder a necesidades de integración social.

Así, nació el Hogar Crecer en el año 1991, destinado a personas con discapacidades severas del desarrollo, la Escuela Laboral nº2, fundada en 1987 que recibe a los niños egresados de la Escuela Especial que no pudieron ser reincorporados a la escuela común, el Taller Laboral "Esperanza", un taller protegido que desde cerca del año 1990 produce calzados y alimentos, y el lavadero "Espumita", desde el año 1988, que ofrece servicios de lavandería de ropa. Todas estas instituciones son financiadas y dirigidas por los municipios de la zona, con algunos aportes del gobierno provincial, y de la acción de las cooperadoras de cada institución.

Dentro del área privada, existen consultorios externos dedicados a la rehabilitación, incluyendo uno, "FELEN", dedicado preferencialmente a la discapacidad del desarrollo.

El Hospital Zonal Cutral Có-Plaza Huincul cuenta con servicios y profesionales que articulan su tarea con las instituciones antes mencionadas, y además han generado un Comité de Discapacidad, el primero en el sistema de salud de la provincia, que funciona hace dos años, y

---

[a] Al respecto, un buen ejemplo de lo referido puede observarse en http://www.mapuche-nation.org/espanol/indice.htm, http://www.mapuche.info/azkin/azkintuwe_12.pdf, y http://www.mapuche.info/news01/rionegro001012.html (acceso 4 de octubre del 2009).

se dedica a generar espacios de discusión y capacitación en relación a la discapacidad, y a asesorar a instituciones y particulares en la temática.

También contamos con la iniciativa de la comunidad organizada, que ha generado asociaciones como "Huelihuen", destinada a personas con disminución visual y ceguera, grupos de teatro como "Anai", que es un muy buen ejemplo de integración e inclusión, un grupo de catequesis también integrado, un grupo de enseñanza de lenguaje de señas gratuito que funciona semanalmente, por citar algunas de las innumerables iniciativas que esta comunidad genera en forma constante.

Hoy la temática de la discapacidad es un tema sensible para esta comunidad, ya que ante la invitación a participar de jornadas y encuentros, la concurrencia siempre es muy importante[b].

Otra situación relevante en este sentido, es la adhesión provincial en el año 2009 a la ley 24901 denominada "Sistema de Prestaciones de Atención Integral a favor de las Personas con Discapacidad" (1997).La misma establece cuales son las prestaciones a las que puede acceder una persona con discapacidad, cuáles deben ser sus características mínimas, y quien debe ser responsable del financiamiento de las mismas. Esta ley requiere la reorganización de dos instituciones fundamentales: representando al Estado, La Junta Coordinadora para la Atención Integral del Discapacitado (JUCAID), y por las OSC´s, la Federación NEuquina de DIScapacidad (FENEDIS). Uno de los insumos fundamentales para la aplicación y auditoría de las acciones relacionadas con la aplicación de la ley, es la información estadístico-epidemiológica.

1.6 El problema y la propuesta de investigación

Como se desprende de todo lo relatado hasta aquí, contamos con marcos teóricos, instituciones, y legislación adecuadas. Sin embargo esto no es suficiente. En Neuquén, regularmente acontecen situaciones que provocan alarma debido a serias vulneraciones a los derechos de las personas con discapacidad y sus familias, que van desde la torpe negación de prestación de servicios (Diario Río Negro, 2008), hasta la inconcebible negación de la condición de persona por parte de ciertos profesionales (Cecchi, 2012).Adicionalmente, hasta ahora no existe información local disponible que permita idear políticas, diseñar programas ni gestionar razonablemente y con equidad los recursos que este particular grupo poblacional requiere (Diario Río Negro, 2009).

La falta de conocimiento se debe en parte a la falta de relevamiento por parte de las diferentes instituciones relacionadas a la problemática de la discapacidad, y también a los mecanismos de exclusión social, que incluyen fallos en los procesos de inclusión por parte de la comunidad y de los esfuerzos de integración por parte de las familias, lo que configura en el peor de los casos una situación de invisibilización social (Aznar y González Castañón 2005a; 2008).

Es necesario contar con indicadores que guíen las decisiones y las reflexiones de los diferentes actores sociales en la construcción de las agendas públicas en relación a la problemática que nos interesa abordar en este trabajo, y para la programación y gestión de servicios e intervenciones específicas para personas con discapacidad severa del desarrollo (Turnbull 2003; Summers et al 2007; Pérez 2005; Lacasta 2000).Por ello, en esta investigación se intenta producir conocimiento acerca de la situación actual de las personas con discapacidad severa del desarrollo y de sus familias, en las comunidades de Cutral Có y

---

[b] Al respecto, nuestra experiencia puede compartirse en www.comitedediscapacidad.blogspot.com .

Plaza Huincul. Estas familias constituyen el grupo más vulnerable dentro de las personas con discapacidad, dado que las Personas con Discapacidad Severa del Desarrollo requieren de asistencia permanente y durante muchos años de parte de terceros, para poder cumplir con las actividades básicas de la vida diaria. También pretendemos generar conocimiento accesible a las propias familias en estudio, que tienen el derecho de ser protagonistas de las intervenciones de las que son beneficiarios (Menéndez 2003; OPS/OMS 2004).En función de ello se construyó una encuesta que explora diferentes aspectos relacionados con las características que pueden tener relevancia en relación a la capacidad de afrontamiento de la problemática de la discapacidad, como son el nivel socioeconómico, la estructura familiar (Didoniet al., 2007), o el acceso a ciertos derechos sociales.

Se incluyó además la aplicación de una escala de calidad de vida, teniendo en cuenta que los más importantes referentes actuales en relación a la discapacidad señalan que la calidad de vida de la persona con discapacidad y también de las personas que conforman su entorno social más próximo, es la categoría fundamental a tener en cuenta como indicador que debe orientar el abordaje de esta problemática (Núñez, 2007; Núñez & Rodríguez, 2005; Rodríguez, 2005; Aznar y González Castañón, 2005b; Testa, 1996; Schalock 1996; 1999; Poston et al, 2004; Hoffman et al., 2006; Harper et al.,1997; Meyer, 1991; Garralda, 2000).

Existen diferentes tipos de escalas disponibles actualmente con el fin de dar cuenta del nivel de bienestar de las personas. Para el presente estudio debimos realizar un proceso de selección, a fin de utilizar la escala más adecuada para la comunidad en estudio, y que además también se adecuara al paradigma de discapacidad que guía la presente investigación.

Según la OMS, "salud" constituye el completo estado de bienestar físico, psíquico y social, y no solo la mera ausencia de enfermedad. Varios autores, incluyendo la propia OMS, coinciden en situar a esta definición de salud de 1948, como la "línea de largada" del interés y de los intentos de medir científicamente el bienestar de las personas. Desde entonces han sido crecientes los esfuerzos por definir conceptualmente el estado de salud con ese espíritu, y la categoría "calidad de vida" se ha constituido como el indicador de este bienestar.

La misma OMS construyó su propuesta de medición de la calidad de vida, el *World Health Organization Quality of Life-100 (WHOQOL-100)* y su versión abreviada el *WHOQOL-BREF*, con la intención de medir en forma integral el bienestar de una persona, y buscando la posibilidad de aplicación en diversas culturas. El instrumento fue construido en todas sus etapas con la participación de una gran cantidad de países, de diversas culturas e idiomas. Participaron comunidades de 15 culturas diferentes, a lo largo de varios años, y fue probado en 37 centros, con versiones disponibles en 29 idiomas. El *WHOQOL-100* fue elaborado con el solo aporte de Panamá como país Latinoamericano. Junto con España, son los únicos centros que aportaron en esa etapa el idioma castellano. Argentina se incorporó a su aplicación, realizando la adaptación del cuestionario, desde la ciudad de La Plata, según las normativas de la OMS.

La primera etapa en su desarrollo fue la búsqueda de definiciones conceptuales acerca de la calidad de vida. Así la OMS define la Calidad de vida como "las percepciones de los individuos acerca de su posición en la vida, en el contexto de su cultura y del sistema de valores en el que vive, y en relación a sus metas, expectativas, estándares y preocupaciones." (Harper et al, 1997, p.3).

Es importante para este trabajo, analizar textualmente y comentar las razones que aduce la OMS para desarrollar el WHOQOL-100 (Harper et al, 1997, p.3):

a. En años recientes ha habido un aumento del interés en la medición de la salud, más allá de indicadores tradicionales como mortalidad y morbilidad, intentando incluir medidas del impacto de la enfermedad, del deterioro de las actividades diarias y del comportamiento, de la salud percibida y del estatus funcional y discapacidades. Estas medidas, aunque empiezan a proveer una medición del impacto de la enfermedad, no miden la Calidad de vida per se, la cual ha sido descripta como "la medida faltante en salud".

El primer punto citado deja entrever la complejidad que conlleva el desarrollo de un instrumento a la altura de la definición conceptual de calidad de vida.

En segundo término, resalta la importancia de la adecuación cultural y trans-cultural del instrumento que utilicemos, ya que el bienestar es una vivencia relacionada en cada sujeto ó individuo, con su sistema de valores, cultura, expectativas, metas, intereses, y señala que:

b. La mayor parte de los instrumentos para medir el estado de salud fueron desarrollados en países anglosajones, y las traducciones no son satisfactorias por varias razones.

Por ello no es menor este detalle, y vale la pena destacarlo como un ingrediente especial dentro de la complejidad de la tarea de lograr un instrumento adecuado.

El tercer punto es de índole política. La importancia de la humanización de la salud, no reside solo en un postulado filosófico-ideológico, sino que incluye una propuesta de distribución de los bienes económicos destinados a la promoción de la salud. Instala la idea de que las intervenciones que realizamos se encuentran influidas por nuestra concepción de la realidad, y de que la medición de la calidad de vida nos enfoca hacia una práctica, no solo médica, sino social, más ocupada del verdadero bienestar de las personas, y lo expresa de la siguiente manera:

c. El creciente modelo mercantilista de la medicina, preocupado solo con la erradicación de la enfermedad y los síntomas, refuerza la necesidad de introducir un elemento humanístico en el cuidado de la salud. El cuidado de la salud es una transacción esencialmente humanística en la cual el bienestar del paciente es el objetivo primordial. Buscando la medición de la Calidad de vida en el cuidado de la salud, la atención se focaliza en este aspecto de la salud, y las intervenciones resultantes prestarán mayor atención a este aspecto del bienestar del paciente. La iniciativa de la OMS de desarrollar una medida internacional de Calidad de Vida restablece el compromiso en la promoción continua de un abordaje holístico de la salud, y del cuidado de la salud, como enfatiza la OMS en su definición de salud como un "completo estado de bienestar físico, psíquico y social, y no la mera ausencia de enfermedad.

En contraposición con esta postura, otros autores proponen que "aunque la investigación en CDV tiene sus raíces en las ciencias sociales, será aceptada por los clínicos solo cuando responda a cuestiones relacionadas a programas clínicos y elecciones terapéuticas." (Testa, 1996, p.835), o que "en el área médica, el enfoque de CDV se limita a la relacionada con la salud. Este término permite distinguirla de otros factores y está principalmente relacionado

15

con la propia enfermedad o con los efectos del tratamiento."(Velarde 2002, p. 350). Basados en este enfoque, existe una gran proliferación de cuestionarios que evalúan bienestar, orientados a poblaciones con enfermedades específicas.

Ahora bien. En el caso de la discapacidad, que, como señalamos anteriormente, no es una enfermedad, sino una condición asociada a la misma, y a la vez a factores ambientales y personales, que en nuestra sociedad subdesarrollada tienen una enorme gravitación, una aproximación desde la enfermedad sería estroboscópica. Nos arriesgaríamos a perder información útil a la hora de concentrar nuestros esfuerzos por humanizar nuestras prácticas, y nos impediría comprender por qué, a pesar de aplicar los conocimientos validados científicamente, no obtenemos los beneficios que esperábamos.

Si la condición de discapacidad se encuentra determinada fuertemente por una situación de desigualdad social, con la imposición de barreras, reconocidas o no por la persona con discapacidad y sus familias, y por quienes los asisten desde las diferentes instituciones, es necesario que la situación sea claramente explicitada, y que en conjunto busquemos soluciones justas. Por otro lado, el abordaje de problemáticas complejas como la de la discapacidad, requiere de creatividad, en el contexto de un trabajo inter y trans-disciplinario. El instrumento que utilicemos para medir Calidad de Vida debería promover un trabajo horizontal entre las diferentes disciplinas.

Si utilizáramos un instrumento en el que predominan elementos enfocados a la enfermedad, las dismorfias y las alteraciones funcionales, colocando el campo de conocimiento de la medicina como predominante sobre el resto, estaríamos saboteando la posibilidad de crear redes eficaces y eficientes entre los profesionales de distintas especialidades y los diferentes actores comunitarios, por el hecho de realizar una mirada sumamente parcial, y que condicionaría la futura planificación de servicios en un sentido que no deseamos.

Aclarado el espíritu con el que se desea encarar este trabajo, pasemos a definir el instrumento de medición y las razones de su elección.

Según Schalock(1999) calidad de vida es un concepto que refleja las condiciones de vida deseadas por una persona en relación a ocho necesidades fundamentales que representan el núcleo de las dimensiones de cada uno: bienestar emocional, relaciones interpersonales, bienestar material, desarrollo personal, bienestar físico, autodeterminación, inclusión social y derechos. Por un lado adhiere al carácter relativo al sujeto a quien estamos evaluando, y por el otro lado propone que existen dimensiones en nuestra vida que expresan las necesidades fundamentales. Maslow (1943)clasificó y jerarquizó las necesidades humanas en su clásica pirámide, en la cual, a medida que se asciende, las necesidades son más cualitativas y personales. Esta propuesta puede ser comparada con la de Schalock (Fig. 3), encontrando una equiparación total (Txerna y col., 2006).

Figura3. Comparación de la jerarquización de las necesidades humanas según Maslow y Schalock.

Teoría de las necesidades de Maslow/ Dimensiones de Calidad de Vida de Schalock

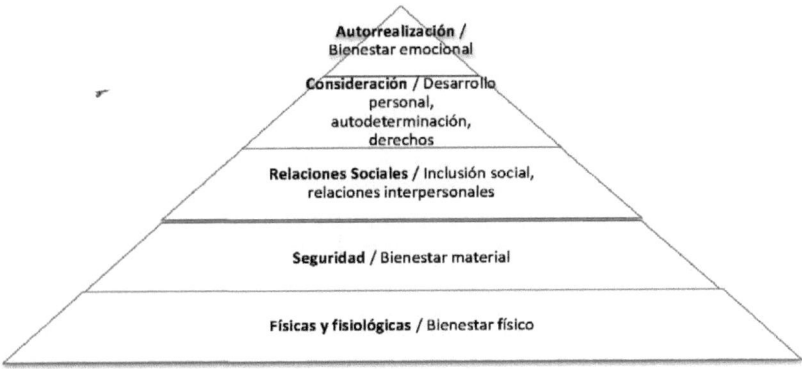

Fuente: Txerna Franco y col. (2006).

Sin embargo como puede verse en la Figura 4, Aznar y González Castañón (2005b) investigando precisamente Calidad de Vida en familias y personas con discapacidad, encontraron que en la escala de valores de las personas de Latinoamérica aparecía una jerarquización diferente, y en algunos puntos, diametralmente opuesta a la de los países desarrollados:

Figura4. Comparación de la jerarquización de las necesidades humanas según Aznar& González Castañón y Schalock.

Según Aznar y Gonzalez Castañón/ SegúnSchalock

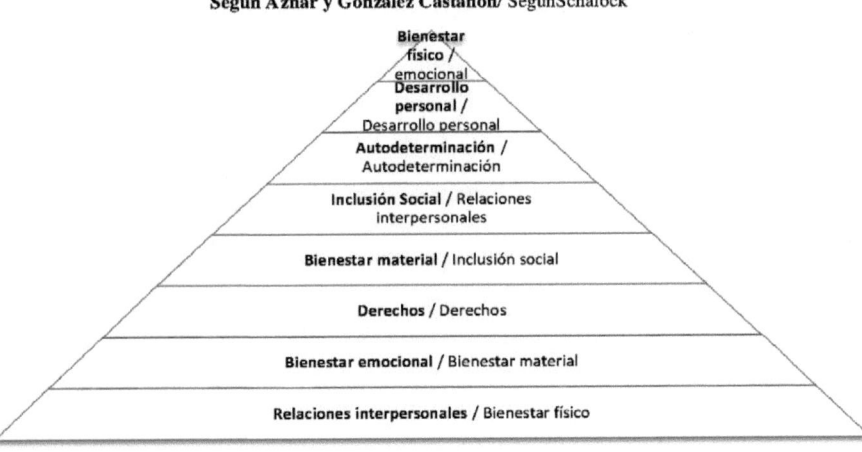

Fuente: Aznar & González Castañón (2005b).

Estos últimos autores citados, explican este contraste a partir del análisis de las culturas de las que provienen los datos. Presentan dos polos, a nuestro entender sin el propósito de caricaturizar con tipologías rígidas, sino mostrando una tendencia poblacional: la "sociedad de la distancia", conformada por individuos, y la "comunidad del contacto", conformada por sujetos. La primera, propia de las sociedades de mayor poder adquisitivo, como los países del primer mundo y las grandes urbes de los países subdesarrollados. En estas sociedades "la libertad de uno termina donde empieza la del otro", por ello hay individuos, claramente demarcados, pero a la vez impersonales, conformando una "sociedad", donde el mercado une a los individuos para intercambiar, y a la vez los separa de diversas maneras. En la segunda, encontramos "sujetos" conformando una comunidad, en donde la libertad de uno depende de la presencia del otro, generando de esa forma mayor necesidad de lazos filiales que de dinero o incluso de salud física.

Por ello el instrumento a utilizar debería incluir en su confección, y no solo en su traducción ó adecuación posterior, este aspecto central. Lo relatado anteriormente justifica la elección de la Escala de Calidad de Vida Latinoamericana en nuestro medio.

Es importante mencionar que la Escala de Calidad de Vida Latinoamericana de ITINERIS ha sido en diferentes lugares de Argentina, mostrando buena sensibilidad a las condiciones de las diferentes familias, permitiendo identificar personas con alta, media y baja calidad de vida en cada dimensión estudiada. Además los resultados obtenidos fueron coherentes con las expectativas pre-test, en cuanto a que las personas más pobres puntuaron peor para bienestar físico y material, y las personas con internadas crónicamente puntuaron peor para vida en familia y relaciones con la comunidad (Aznar y González Castañón, 2005b).

Pérez (2005), refiriéndose a la ley 24901, "Sistema de Prestaciones de Atención Integral a favor de las Personas con Discapacidad", comúnmente llamado "Sistema Único", asegura que:

> ...el Sistema Único representa un auténtico desafío. El verdadero desafío tal vez podamos sintetizarlo en que: el acceso al Sistema Único represente realmente una mejora en la Calidad de Vida de todos sus beneficiarios (Pérez, 2005, p. 9).

"Todos los beneficiarios" no puede entenderse como "solo las personas con discapacidad". Puede desprenderse de todo lo expuesto con anterioridad, que no puede haber mejoras en la calidad de vida de una persona, si esto no sucede también en su familia, y viceversa.

En este sentido el trabajo de Rodríguez y Núñez con hermanos de personas con discapacidad es sumamente gráfico, y por otro lado muestra que no solo hay personas con discapacidad y madres en una familia (Núñez y Rodríguez, 2005; Núñez, 2007).

De hecho, pensar en los servicios en función de la calidad de vida de la familia, se propone como nuevo paradigma organizacional, separándose de la concepción de que se debe "arreglar" a la persona con discapacidad, buscando más bien generar apoyos para la familia y también para su entorno social (Turnbull, 2003). Por ello, actualmente se propone ampliamente que los servicios deben organizarse centrados en la familia.

Así, la medición de calidad de vida, como posible indicador de impacto en intervenciones y servicios, debería ser coherente con esa proposición (Summers et al., 2007).Por ello buscamos aplicar el instrumento de ITINERIS al mayor número de integrantes posible de cada familia abordada.

De esta manera buscamos obtener como resultado un conocimiento resumido, accesible y reproducible, para su aprovechamiento por parte de todos los actores sociales comprometidos con la realidad de la discapacidad severa en nuestra comunidad.

En resumen, los problemas que guían este trabajo son:

1. No se conocen las características sociodemográficas de las personas con discapacidad severa del desarrollo en Cutral Có y Plaza Huincul.

2. No se conocen las características sociodemográficas de las familias con al menos un integrante con discapacidad severa del desarrollo en Cutral Có y Plaza Huincul.

3. No se conoce la calidad de vida de los integrantes de las familias con al menos un integrante con discapacidad severa del desarrollo en Cutral Có y Plaza Huincul.

4. No se han explorado posibles asociaciones entre la calidad de vida y las características sociodemográficas de los integrantes de familias con un integrante con discapacidad severa del desarrollo, en Cutral Có y Plaza Huincul

1.7 Preguntas e hipótesis

Preguntas

¿Cuáles son las características sociodemográficas de las personas con discapacidad severa del desarrollo y de los integrantes de sus familias en Cutral Có y Plaza Huincul en el año 2010?

¿Qué calidad de vida tienen los miembros de esas familias?

¿Hay asociación entre la calidad de vida y las características sociodemográficas de las personas con discapacidad severa del desarrollo y sus familiares?

Hipótesis

En esta investigación espero encontrar alrededor de 80 familias con un integrante con discapacidad severa del desarrollo.

En cuanto a la persona con discapacidad, se espera que en muchos casos no tendrán certificado de discapacidad, no tendrá acceso a las diferentes instituciones y programas que ofrece la comunidad, no tendrá pensión por discapacidad.

Es posible que encuentre familias y personas con discapacidad en situación de exclusión social.

En cuanto a las familias, se espera encontrar muchas en situación de bajo nivel socioeconómico, con mujeres solas o adultos mayores a cargo, con alta prevalencia de desocupación o subocupación, en niveles peores que los de la población general de las comunidades en estudio.

En cuanto a la calidad de vida, espero encontrar puntajes generales bajos, con especial deterioro en las dimensiones de bienestar físico material en las familias de bajo nivel socioeconómico, y de relaciones sociales y comunitarias en las mujeres a cargo del cuidado.

1.8 Objetivos

Objetivo general

- Conocer las características sociodemográficas de las personas con discapacidad severa del desarrollo y de sus familias, buscando asociaciones entre dichas características y el nivel de calidad de vida de cada persona encuestada, en Cutral Có y Plaza Huincul, en el año 2010.

Objetivos específicos

- Caracterizar sociodemográficamente a las Personas con Discapacidad severa del desarrollo.
- Caracterizar sociodemográficamente a las familias de las Personas con Discapacidad severa del desarrollo.
- Estimar la calidad de vida de cada integrante de las familias abordadas.
- Buscar asociaciones entre la calidad de vida y las características sociodemográficas de la persona con discapacidad severa del desarrollo y de sus familiares.

2- METODOLOGÍA

2.1 Tipo de estudio

Estudio de corte trasversal.

2.2   Población en estudio

Familias de las ciudades de Cutral Có y Plaza Huincul con al menos un integrante con discapacidad severa del desarrollo.

Se procuró relevar el máximo posible de familias, intentando conocer su existencia y contactarlas por todos los medios disponibles, utilizando el método de captura-recaptura, iniciando el trabajo de terreno con las familias más accesibles por su visibilidad social y disponibilidad a la participación, para después abordar a las familias de más difícil acceso.

Se utilizaron todas las fuentes disponibles locales y provinciales (Apéndice A).

Dado que no se cuentan con datos fehacientes oficiales ni extraoficiales acerca del número ni la localización real de familias en esta condición, no estaremos en condición de demostrar que las familias encontradas sean todas las familias de Cutral Có y Plaza Huincul con las características buscadas.

Sin embargo, dado la exhaustividad en la búsqueda realizada en el término de un año, el tamaño de la comunidad abordada (aún Cutral Có y Plaza Huincul son ciudades donde "todos se conocen") y la variedad que presentan las familias encuestadas en cuanto a situación social y económica, es posible pensar que se trata de una muestra altamente significativa de la misma.

2.3   Criterios de inclusión y exclusión

Criterios de inclusión

1. Familias con al menos un integrante con una discapacidad severa del desarrollo de las comunidades de Cutral Có y Plaza Huincul.

Criterios de exclusión

1. Personas con discapacidad en los cuales no pueda determinarse el nivel de severidad por el acuerdo de tres observadores del equipo del Comité de Discapacidad del Hospital Cutral Có-Plaza Huincul.

2. Persona con discapacidad menor de un año de vida.

3. Situación de enfermedad aguda grave de la persona con discapacidad, que no permita determinar con claridad su grado de necesidades de apoyo al momento de la encuesta.

2.4 Instrumentos y proceso de recolección de datos

Proceso de recolección de datos

Se convocó a 7 personas que participaron del estudio como encuestadores junto con el autor del trabajo. A los mismos, se le brindó una capacitación para explicar los detalles de la investigación, y para el abordaje estandarizado de las familias y el llenado de las encuestas, que incluyó una primera encuesta realizada siempre con el autor del estudio.

Una vez ubicadas las familias, se procedió a realizar un acercamiento personal por parte de los encuestadores, vía telefónica o personalmente. En ese momento se explicó al adulto a cargo de la familia las razones y las implicancias del estudio, tal como figuran en el anexo de "Información para las familias participantes" (Apéndice C).Cuando la persona a cargo aceptó participar, se coordinó con la misma fecha y hora de la entrevista.

No se realizaron entrevistas sin la presencia de los adultos a cargo de la familia. En los casos en los que estos no estaban presentes, se acordó una nueva fecha y horario para realizar la encuesta.

En el encuentro agendado, se volvió a informar a los presentes sobre el estudio, y se administró el consentimiento informado (Apéndice D), que fue firmado por cada adulto a cargo de la familia.

Las visitas se realizaron preferentemente por parte de dos encuestadores para facilitar y enriquecer el registro de cada visita.

Entonces se procedió a aplicar la encuesta consistente en tres partes:

1. Características sociodemográficas. Fue administrada a las personas adultas a cargo de la familia.

2. Encuesta de nivel socioeconómico NSE 2006 (SAIMO, 2006). Fue administrada a las personas adultas a cargo de la familia.

3. Encuesta de Calidad de Vida Latinoamericana de ITINERIS modificada (Aznar y González Castañón, 2005b).La misma se aplicó a todos los miembros de la familia que desearon participar, incluyendo a la persona con discapacidad severa del desarrollo, a los analfabetos y a los niños, si pudieran darse a entender por sus medios, o con la mediación de otro miembro de la familia. Algunas fueron auto-administradas en la misma visita de los encuestadores. En el resto de los casos se dejaron escalas para ser completadas por los miembros de la familia que no estaban presentes en ese momento, junto con un instructivo por escrito que fue explicado además verbalmente. En el caso de las PCDSD que no pudieron responder por sí mismas debido a su

incapacidad para comprender las preguntas de la escala, se invitó a los miembros de la familia, a intentar responder poniéndose en el lugar de la persona con discapacidad.

Se procedió también a llevar un registro de la observación directa del encuestador, a modo de diario de campo, para complementar los resultados y enriquecer la discusión final. Este diario consta de un espacio para los datos objetivos obtenidos por la inspección y la conversación, y otro para las apreciaciones subjetivas del encuestador en terreno.

Identificación de variables

Las variables utilizadas en este estudio se encuentran listadas en el Apéndice B, y se agruparon en variables de caracterización personal de los integrantes de las familias y de las personas con discapacidad, variables de caracterización de estructura familiar, y las variables propias de la escala de calidad de vida utilizada en el estudio.

Aclaración sobre algunas variables y clasificaciones

Una de las variables de la encuesta fue "tamaño familiar", que se obtuvo por el relato del adulto a cargo, cuando respondía la pregunta "por favor, dígame como está conformada su familia, pero incluya a todos aquellos que se apoyan y cuidan entre sí, ya sea que estén o no relacionados por lazos de sangre". Esta forma de considerar a "familia" fue la utilizada por Poston y cols. (2004) durante la confección de su escala de Calidad de Vida Familiar. De esta manera lo que se pretende es medir la red de apoyo social percibida por el adulto a cargo. Esta decisión se tomó porque el concepto de apoyo social percibido está más ligado al bienestar personal que la descripción de familia solo en base a lazos de sangre, o al número de convivientes del hogar.

En base a los resultados de tamaño familiar de la muestra obtenida, se confeccionó una clasificación ad-hoc, asumiendo como pequeña a una familia compuesta en su totalidad o casi en su totalidad solo por convivientes.

De los datos surge que un intervalo de 3 a 7 integrantes incluye al 95,7 % de las familias incluyendo a todos sus miembros convivientes, y por ello al mismo se lo denominó "familia pequeña". Para definir la clasificación de "familia mediana" y "familia grande", solo se dividió en mitades las restantes familias en orden creciente de miembros. Quedaron así definidos de 8 a 12 integrantes para "familia mediana" y de 13 a 30 integrantes para "familia grande".

Además, se utilizó una versión modificada de la escala Latinoamericana de Calidad de Vida. Dicha escala consta de 42 preguntas. Cada pregunta, está acompañada de una pregunta anexa, que solicita que el encuestado determine el grado de importancia que le confiere a dicha ítem en relación a su bienestar. De esa manera el encuestado debe responder 84 preguntas. Con autorización y recomendación de los autores de la escala, se omitió el uso de la pregunta sobre la importancia de cada pregunta de la escala, debido a que en las primeras visitas los encuestados respondían uniformemente que todas ellas eran importantes, y este ítem además complicaba el proceso de llenado, haciéndolo lento y engorroso, sin aportes novedosos para el análisis.

2.5   Plan de análisis de los resultados

Los datos se presentaron inicialmente en forma descriptiva, detallando las características sociodemográficas, de nivel socioeconómico y los resultados de CDV general, por dimensiones y por cada pregunta de la Escala de CDV.

Posteriormente se realizó un trabajo de análisis de los resultados de CDV según las principales características sociodemográficas, utilizando el programa Epi-info v 3.5.3.

Se analizó la variable CDV general, por cada una de sus dimensiones, y por cada una de las respuestas con peores resultados de la muestra en forma ordinal, categorizándola como CDV alta, media y baja, y se realizaron las comparaciones mediante la prueba de X^2, para un valor de significación estadística $< 0,05$.

Se asignaron colores a los resultados para hacer más accesibles los mismos al análisis visual, siguiendo la sistemática propuesta por los autores de la escala. Siguiendo la lógica del semáforo, en caso de resultados altos es verde, en caso de resultados medios es amarillo, y en los casos bajos es rojo.

Los resultados de las escalas tomadas para las PCDSD se separaron del análisis, ya que por imposibilidad o gran dificultad para comprender las consignas por parte de las PCDSD, se invitó a responder sus escalas a los miembros de la familia intentando ponerse en el lugar de las mismas.

Se realizó una georreferencia de los domicilios de las familias visitadas en un mapa de la ciudad de Cutral Có y Plaza Huincul, modificado utilizando el programa Paint de Microsoft Office, diferenciando con colores las familias según su nivel socioeconómico.

2.6   Aspectos éticos

El presente proyecto de investigación fue evaluado por la Comisión Asesora de Investigación Biomédica en Seres Humanos (CAIBSH), de la Subsecretaría de Salud de la Provincia de Neuquén, que aprobó la realización del estudio previo a la salida a terreno (Apéndice E).

Se respetó la confidencialidad de los datos obtenidos según la ley de secreto estadístico.

Se procedió a orientar las situaciones que requerían de intervención urgente en caso de vulneración de derechos o de necesidad de atención específica, de las personas con discapacidad o de sus familiares.

3- RESULTADOS

3.1   Características sociodemográficas de las familias encuestadas

Se visitaron 48familias, en los que viven actualmente 55 personas con discapacidad severa del desarrollo. Para una población de 50.245 habitantes (INDEC 2010), esto corresponde a una prevalencia de 1 por mil habitantes en las comunidades de estudio.

La razón de la diferencia entre familias visitadas y PCDSD reside en que en un domicilio se encontraron 2 hermanos con DSD, y que en una institución privada de salud de Plaza Huincul, viven 7 personas en esa condición.

La distribución de familias según comunidad puede observarse en la Tabla 1, descripta a continuación.

Tabla 1. Características sociodemográficas de familias con un integrante con discapacidad severa del desarrollo, en las comunidades de Cutral Có y Plaza Huincul, año 2010.

Variable	%	n
Ciudad		
Cutral Có	72,9	35
Plaza Huincul	27,1	13
Nivel Socioeconómico		
Alto	2,0	1
Medio	31,2	15
Bajo	47,9	23
Muy bajo	16,6	8
No clasificable	2,0	1
Vivienda		
Tenencia informal	47,9	23
Tenencia formal	45,8	22
Alquiler	2,0	1
Sin datos	2,0	1
No clasificable	2,0	1
Localización de la vivienda		
Periférica	62,5	30
No periférica	37,5	18
Tamaño familiar		
Pequeño	18,7	9
Mediano	47,9	23
Grande	31,2	15
No clasificable	2,0	1

Fuente: elaboración propia a partir de encuesta sociodemográfica llevada a cabo en Cutral Có y Plaza Huincul durante el año 2010.

Es de destacar aquí, que la distribución de familias siguió una proporcionalidad directa respecto del tamaño de cada ciudad, manteniendo para cada comunidad un valor que ronda un caso cada mil habitantes.

En cuanto al nivel socioeconómico, se encontró un franco predominio de familias con un nivel socioeconómico bajo y muy bajo.

Pudo observarse un elevado número de familias que habitan en domicilios que no pueden utilizar económicamente en el mercado formal, ya sea porque son viviendas usurpadas, o porque cuentan con una cesión precaria por parte del estado municipal o provincial. Asimismo, más del 60 % de las familias visitadas, tienen ubicada su vivienda en la periferia de las dos ciudades.

Al realizar un análisis bivariado, no se encontró asociación estadísticamente significativa entre la localización de las viviendas en las ciudades y el nivel socioeconómico familiar (Tabla 2).

Tabla 2. Localización de la vivienda según nivel socioeconómico (NSE) de familias con un integrante con discapacidad severa del desarrollo en Cutral Có y Plaza Huincul, año 2010 (se excluye del análisis un caso no clasificable según NSE).

NSE	Muy bajo		Bajo		Medio		Alto		Total	
	%	(n)	%	(n)	%	(n)	%	(n)	%	(n)
Periferia										
Si	12,7	(6)	29,7	(14)	21,2	(10)	0,0	(0)	63,8	(30)
No	4,2	(2)	19,1	(9)	10,6	(5)	2,1	(1)	36,1	(17)
Total	17,9	(8)	48,8	(23)	31,8	(15)	2,1	(1)	100,0	(47)

Fuente: elaboración propia a partir de encuesta sociodemográfica llevada a cabo en Cutral Có y Plaza Huincul durante el año 2010.

Al clasificar las familias según su tamaño, se obtuvo un predominio de familias con tamaño mediano. La distribución por tamaño familiar no se vio asociada estadísticamente por el nivel socioeconómico, como puede apreciarse en la Tabla 3(X^2: 3,29;p: 0,77).

Tabla 3. Tamaño familiar según nivel socioeconómico de familias con un integrante con discapacidad severa del desarrollo en Cutral Có y Plaza Huincul, año 2010 (se excluye del análisis un caso no clasificable según NSE).

NSE	Muy bajo		Bajo		Medio		Alto		Total	
	%	(n)	%	(n)	%	(n)	%	(n)	%	(n)
Tamaño familiar										
Pequeño	4,2	(2)	8,5	(4)	6,3	(3)	0,0	(0)	19,1	(9)
Mediano	4,2	(2)	27,6	(13)	14,8	(7)	2,1	(1)	48,9	(23)
Grande	8,5	(4)	12,7	(6)	10,6	(5)	0,0	(0)	31,9	(15)
Total	17,9	(8)	48,8	(23)	31,9	(15)	2,1	(1)	100,0	(47)

Fuente: elaboración propia a partir de encuesta sociodemográfica llevada a cabo en Cutral Có y Plaza Huincul durante el año 2010.

En un 23,4 % de los casos(11 familias) tienen ascendencia mapuche directa, pero no practican los hábitos sociales ni religiosos, ni participan de la vida activa de la comunidad aborigen.

En un 71,1 % de las familias (32 casos) tienen 3 o más generaciones en la comunidad de estudio.

3.2 Características de los miembros de la familia que respondieron la escala de CDV

Respondieron la escala de CDV Latinoamericana 287 personas, de las cuales 43 correspondieron a PCDSD y 244 a sus familiares.

Se logró una alta aceptación a la invitación a participar, con un 100 % de convivientes encuestados en 75 % (36 casos) de las familias visitadas.

Solo 6,25 % familias (3 casos) no entregaron ninguna escala a pesar de que se insistió 3 o más veces telefónica y personalmente para recolectarlas.

Se obtuvo una representación equilibrada de ambos sexos, con un importante número de varones participando de la muestra (Tabla 4).

Tabla 4. Características sociodemográficas de los miembros sin discapacidad de familias con un integrante con discapacidad severa del desarrollo, en las comunidades de Cutral Có y Plaza Huincul, año 2010.

Variable	%	n
Sexo		
Femenino	60,6	148
Masculino	38,5	94
Sin datos	0,8	2
Edad (años)		
2 a 5	0,8	2
6 a 12	13,5	33
13 a 18	10,6	26
19 a 35	32,7	80
36 a 65	34,0	83
Mayor a 65	4,5	11
Sin datos	3,6	9
Rol familiar		
Madres	15,9	39
Padres	11,4	28
Hermanos	33,1	81
Abuelos	7,3	18
Tíos	10,6	26
Otros (vecinos y amigos)	18,4	45
Sin datos	2,4	7
Ocupación		
Ocupados	27,4	67
Amas de casa	20,9	51
Subocupados	3,2	8
Desocupados	4,9	12
Jubilados	4,5	11
Pensionados	2,0	5
Estudiantes	28,6	70
Sin datos	8,1	20

Fuente: elaboración propia a partir de encuesta sociodemográfica llevada a cabo en Cutral Có y Plaza Huincul durante el año 2010.

Se obtuvo una representación amplia por edad, con un rango de 2 a 82 años, un promedio de 30 años y una mediana de21 años.

Las tres generaciones de la familia nuclear, como así también la participación por rol familiar en relación a la PCDSD, tuvieron una muy buena representación de cada una de sus categorías, con predominio numérico de los hermanos de las PCDSD, seguidos por las madres y luego por los padres.

En cuanto a la actividad económica, también se logró una amplia representación en la muestra, con un predominio de estudiantes, seguido por ocupados, y por amas de casa.

3.3 Familiograma

El tamaño familiar teniendo en cuenta solo convivientes en el domicilio fue de 2 a 11 miembros, con un promedio de 4 individuos.

Teniendo en cuenta el total de integrantes mencionados por los encuestados, sumando convivientes y no convivientes, se encontraron familias desde 3 hasta 30 integrantes, con un promedio de 11 miembros.

En un 25 % de los casos (12familias)hay una mujer sola a cargo, 6 de ellas sin trabajo ni ingreso propio, 9 de nivel socioeconómico bajo, 4 con una red pequeña de apoyo social.

En otro 25 % (12 familias) hay una pareja sola más la PCDSD, sin otros convivientes en el domicilio.

En 6 de ellas con uno o ambos integrantes de la pareja con más de 65 años, 2 con red social de apoyo pequeña, todas de nivel socioeconómico medio o alto.

En varias familias se constató relación de sangre, pero curiosamente se excluyeron mutuamente de su familiograma, a pesar de que afrontan situaciones similares.

3.4 Características sociodemográficas de las PCDSD

Se encontraron 55 PCDSD.

Presentan edades desde los 2 hasta los 48 años, con un promedio de 19 años, y una mediana de20años.

El inicio de la discapacidad de esta muestra fue antes del año en un 76,7 % (43 casos), entre el año y los 5 años en un 7,1 % (4 casos), y un 1,7 % (1 caso) a los 16 años.

En todos los casos presentan una discapacidad mental severa, asociada a trastornos motrices y/o sensoriales.

Poseen certificado de discapacidad y/o pensión por invalidez alrededor del 70 % de las personas con discapacidad.

Todos aquellos que viven en la institución privada (7 casos), tienen aportes del estado a través de los municipios o provincia, o de sus propias obras sociales.

Solo 6,4 % (3 casos) refieren recibir apoyos económicos o materiales por parte de organizaciones de la sociedad civil.

No se encuentran asistiendo a ninguna institución de la comunidad donde se brinde atención orientada a su discapacidad, ni a ninguna otra institución, 25,4 %de ellos (14 casos).

Las razones aducidas por las cuales no acceden a estos servicios son: porque no fueron aceptados y están en lista de espera, porque fueron dados de baja por complicaciones de salud, porque están disconformes con lo que se ofrece, o porque nunca lo intentaron.

Las instituciones que los reciben en forma regular son un Centro de día (20 casos), una institución hospitalaria privada (7 casos), el hospital público (9 casos), un instituto privado de rehabilitación (2 casos), y la escuela laboral (3 casos). En algunos casos concurren a más de una institución a la vez. De las 55 PCDSD, en 43 casos se confeccionaron sus escalas de CDV. Las características sociodemográficas se resumen en la Tabla5, descripta a continuación.

Tabla 5. Características sociodemográficas de personas con discapacidad severa del desarrollo en Cutral Có y Plaza Huincul, relevadas durante el año 2010.

Variable	%	n
Sexo		
Femenino	40,0	22
Masculino	60,0	33
Edad		
2 a 5	10,9	6
6 a 12	9,0	5
13 a 18	21,8	12
19 a 35	40,0	22
36 a 65	18,1	10
Certificado de discapacidad		
Si	67,2	37
No	16,3	9
Sin datos	16,3	9
Pensión por invalidez		
Si	72,7	40
No	27,7	15
Dificultad para trasladarse en la ciudad		
Si	58,9	33
No	18,1	10
Sin datos	21,8	12
Participación en actividades sociales		
Si	29,0	16
No	70,9	39
Concurrencia a instituciones de atención específica		
Si	74,5	41
No	25,4	14

Fuente: elaboración propia a partir de encuesta sociodemográfica llevada a cabo en Cutral Có y Plaza Huincul durante el año 2010.

3.5 Calidad de vida general y por dimensiones

El resultado de las escalas de calidad de vida, en general y por dimensiones de los integrantes familiares, sin incluir los resultados de las PCDSD, se describe en la Tabla6 y Figura3 a continuación.

Se pueden observar muy buenos puntajes generales de Calidad de Vida.

Tabla 6: Resultados porcentuales de calidad de vida general y por dimensiones, de miembros de familias de Cutral Có y Plaza Huincul con un integrante con discapacidad severa del desarrollo que respondieron a la encuesta de Calidad de Vida Latinoamericana durante el año 2010 (sin incluir resultados de las encuestas aplicadas a los miembros con discapacidad severa del desarrollo).**n: 244**.

Resultado	Calidad de vida general	Bienestar emocional	Bienestar físico material	Fortaleza y crecimiento personal	Normas de convivencia	Relaciones sociales y comunitarias	Vida de familia
Alta	86.1	82.9	87.9	82.4	75.9	51	79.6
Media	13.5	16.7	12.2	17.1	22.9	43.3	18
Baja	0.4	0.4	0	0.4	1.2	5.7	2.4

Fuente: elaboración propia a partir de resultados de la aplicación de la Escala de Calidad de Vida Latinoamericana en familias de Cutral Có y Plaza Huincul durante el año 2010.

Figura 5: Resultado porcentual de Calidad de Vida General de miembros de familias de Cutral Có y Plaza Huincul con un integrante con discapacidad severa del desarrollo que respondieron a la encuesta de Calidad de Vida Latinoamericana durante el año 2010 (sin incluir resultados de las encuestas aplicadas a los miembros con discapacidad severa del desarrollo).

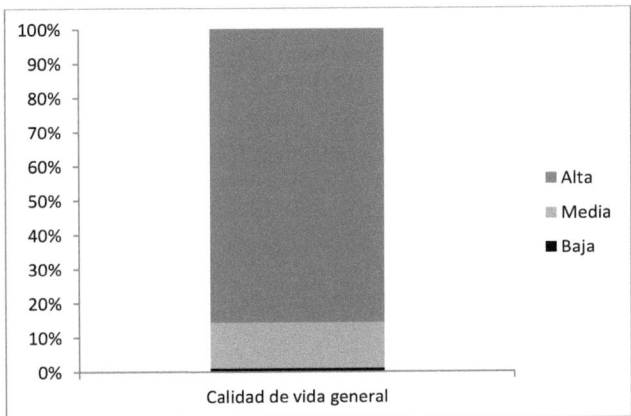

Fuente: elaboración propia a partir de resultados de la aplicación de la Escala de Calidad de Vida Latinoamericana en familias de Cutral Có y Plaza Huincul durante el año 2010.

Sin embargo, al observar los resultados por dimensiones (Figura 4), se constatan peores resultados en Relaciones Sociales y Comunitarias, Normas de Convivencia y Fortaleza y Crecimiento Personal.

Figura 6: Resultado porcentual de Calidad de Vida por dimensiones de miembros de familias de Cutral Có y Plaza Huincul con un integrante con discapacidad severa del desarrollo que respondieron a la encuesta de Calidad de Vida Latinoamericana durante el año 2010 (sin incluir resultados de las encuestas aplicadas a los miembros con discapacidad severa del desarrollo).

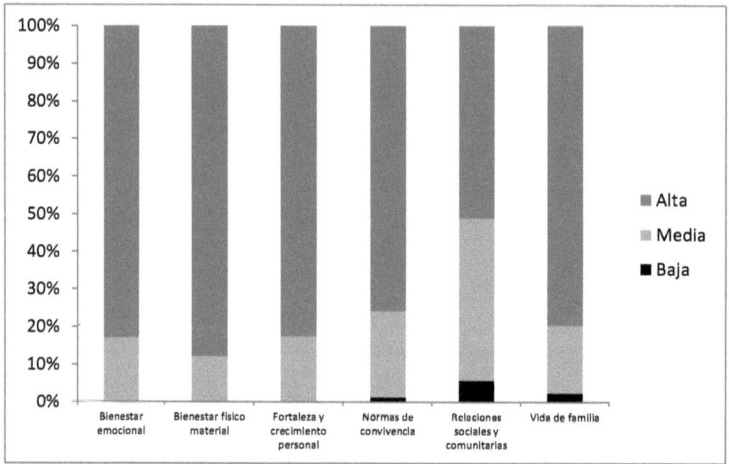

Fuente: elaboración propia a partir de resultados de la aplicación de la Escala de Calidad de Vida Latinoamericana en familias de Cutral Có y Plaza Huincul durante el año 2010.

3.6 CDV por preguntas

Del análisis descriptivo surge que los puntos con menos del 50 % de resultados altos y con más del 20 % de resultados bajos son las preguntas 37, 38, 39, 40 y 42(Figura 5).

Las mismas corresponden a la dimensión de Relaciones Sociales y Comunitarias.

La pregunta 27 no se considerará para el análisis debido a que las respuestas bajas no correspondieron a insatisfacción sino a falta de necesidad de utilización de apoyos tecnológicos para la vida cotidiana por parte de los encuestados

Figura 7: Resultado porcentual de Calidad de Vida por cada pregunta de la encuesta de Calidad de Vida Latinoamericana de miembros de familias de Cutral Có y Plaza Huincul con un integrante con discapacidad severa del desarrollo que respondieron dicha escala durante el año 2010 (sin incluir resultados de las encuestas aplicadas a los miembros de las familias con discapacidad severa del desarrollo).

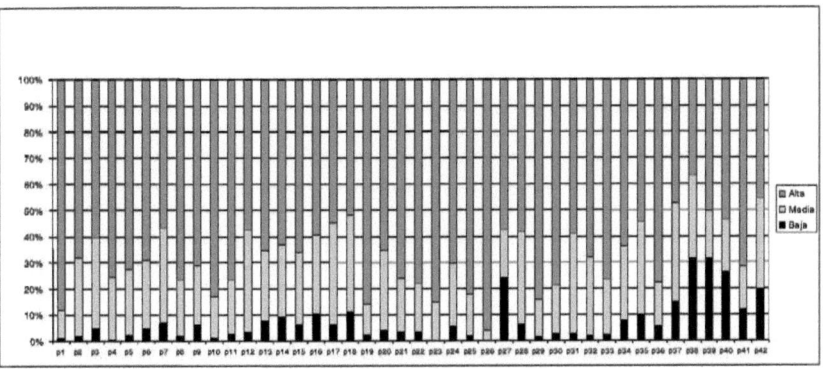

Fuente: elaboración propia a partir de resultados de la aplicación de la Escala de Calidad de Vida Latinoamericana en familias de Cutral Có y Plaza Huincul durante el año 2010.
Nota: Preguntas 1 a 7: Bienestar Emocional; Preguntas 8 a 14: Bienestar Físico Material; Preguntas 15 a 21: Fortaleza y Crecimiento Personal; Preguntas 22 a 28: Normas de Convivencia; Preguntas 29 a 35: Vida de Familia; Preguntas 36 a 42:Relaciones Sociales y Comunitarias.

3.7 CDV en las PCDSD

El resultado de calidad de vida general y por dimensiones de las PCDSD, se describe en la Tabla 7 y las Figuras6 y 7 a continuación.

De la observación de los puntajes se observan peores resultados que en el caso de los familiares de las PCDSD, tanto en CDV general, como observando por dimensiones.

Tabla 7: Resultados porcentuales de calidad de vida general y por dimensiones, de miembros con discapacidad severa del desarrollo de familias de Cutral Có y Plaza Huincul, en quienes se aplicó la encuesta de Calidad de Vida Latinoamericana durante el año 2010.**n: 43**.

Resultado	Calidad de vida general	Bienestar emocional	Bienestar físico material	Fortaleza y crecimiento personal	Normas de convivencia	Relaciones sociales y comunitarias	Vida de familia
Alta	62.2	86.4	80	31.8	53.3	37.8	75.6
Media	33.3	11.4	20	43.2	31.1	48.9	20
Baja	4.4	2.3	0	25	15.6	13.3	4.4

Fuente: elaboración propia a partir de resultados de la aplicación de la Escala de Calidad de Vida Latinoamericana en familias de Cutral Có y Plaza Huincul durante el año 2010.

31

Figura 8: Resultado porcentual de Calidad de Vida General de miembros con discapacidad severa del desarrollo de familias de Cutral Có y Plaza Huincul en quienes se aplicó la encuesta de Calidad de Vida Latinoamericana durante el año 2010.

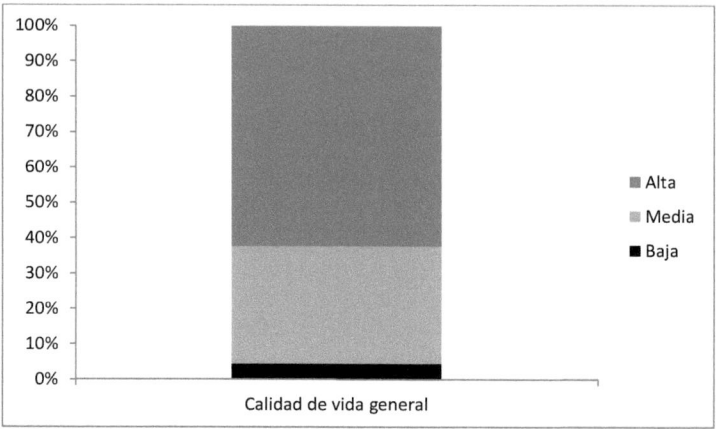

Fuente: elaboración propia a partir de resultados de la aplicación de la Escala de Calidad de Vida Latinoamericana en familias de Cutral Có y Plaza Huincul durante el año 2010.

En este caso Las dimensiones con peores resultados (Figura 7) son Fortaleza y Crecimiento personal, esperable por la severa discapacidad que presentan, y Relaciones Sociales y Comunitarias, Normas de Convivencia, y Vida de Familia.

Figura 9: Resultado porcentual de Calidad de Vida por dimensiones de miembros con discapacidad severa del desarrollo de familias de Cutral Có y Plaza Huincul en quienes se aplicó la encuesta de Calidad de Vida Latinoamericana durante el año 2010.

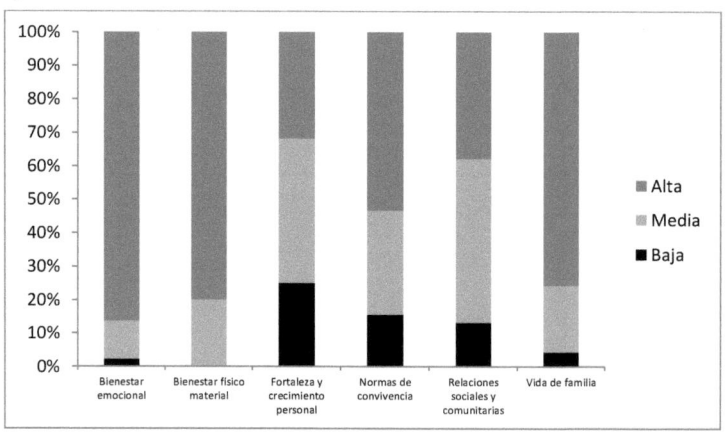

Fuente: elaboración propia a partir de resultados de la aplicación de la Escala de Calidad de Vida Latinoamericana en familias de Cutral Có y Plaza Huincul durante el año 2010.

3.8 Georreferencia de las viviendas visitadas

Se observó una clara tendencia a la localización en sectores periféricos de las dos ciudades, con varias situaciones de vecindad, y numerosas situaciones de cercanía espacial entre los domicilios de las familias visitadas (Figuras 8 y 9) a pesar de lo cual en la mayoría de los casos las familias refirieron no conocerse entre sí

Figura 10: Localización y clasificación según nivel socioeconómico de familias con un integrante con discapacidad severa del desarrollo en el mapa de la ciudad de Cutral Có.

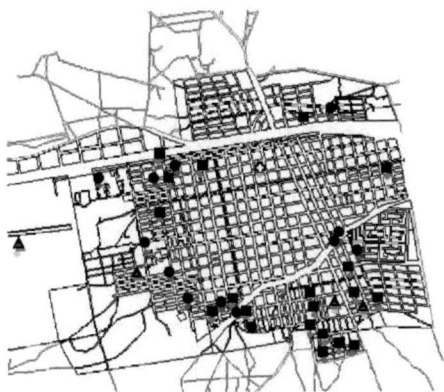

Fuente: elaboración propia a partir de visitas a familias en Cutral Có.

Ref: NSE= Nivel socioeconómico; ⊙=NSE alto; ●=NSE medio; ■=NSE bajo; ▲=NSE muy bajo.

Figura 11: Localización y clasificación según nivel socioeconómico de familias con un integrante con discapacidad severa del desarrollo en el mapa de la ciudad de Plaza Huincul.

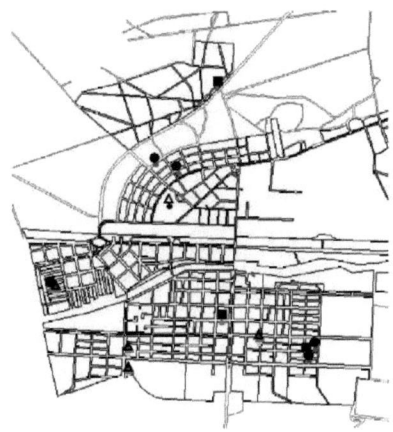

Fuente: elaboración propia a partir de visitas a familias en Plaza Huincul.

Ref: NSE= Nivel socioeconómico; ●=NSE medio ; ■=NSE bajo; ▲=NSE muy bajo; △=no clasificable

3.9 Comparación de los valores de CDV según las características sociodemográficas de familias encuestadas

CDV general y por dimensiones

El resultado del procesamiento estadístico bivariado se resume en la Tabla 8.

No se encontraron diferencias significativas según sexo, edad, NSE, tamaño y generación familiar en relación a la CDV general, y las dimensiones de FCP y NC.

En la dimensión de BE se encontraron resultados significativamente mejores en las familias de tamaño mediano.

En la dimensión de BFM se encontraron resultados significativamente mejores en las familias de NSE medio y alto.

En la dimensión de RSC se encontraron resultados significativamente mejores en los miembros menores de 20 años, de nivel socioeconómico medio y alto, de familia de tamaño mediano y en la generación de los hermanos.

En la dimensión de VF se encontraron resultados significativamente mejores en las familias de tamaño mediano.

Tabla 8: Resultados del análisis estadístico relacionando características sociodemográficas con resultados de calidad de vida general y por dimensiones de familias con un integrante con discapacidad severa del desarrollo en Cutral Có y Plaza Huincul durante el año 2010, considerando significación estadística para un valor de $p < 0,05$.

	Calidad de vida general	Bienestar emocional	Bienestar físico material	Fortaleza y crecimiento personal	Normas de convivencia	Relaciones sociales y comunitarias	Vida de familia
Sexo	NS	NS	NS	NS	NS	NS	NS
Edad	NS	NS	NS	NS	NS	X^2: 11,32 p 0,023	NS
NSE	NS	NS	X^2: 12.39; p 0,002	NS	NS	X^2: 11,89 P 0,01	NS
Tamaño familiar	NS	X^2: 11,86 p 0,01	NS	NS	NS	NS	X^2 15,15 p 0,004
generación familiar	NS	NS	NS	NS	NS	X^2 9,9; p 0,04	NS

Fuente: elaboración propia a partir de resultados de aplicación de encuesta sociodemográfica y la escala de CDV Latinoamericana en Cutral Có y Plaza Huincul, durante el año 2010.

NS: no significativo.

3.10 CDV por preguntas con peor resultado

Las preguntas con más de 20 % de resultado bajo y menos del 50 % de resultado alto fueron:

- 37-Tengo actividades para divertirme

- 38-Recibo colaboración de personas que no son de mi familia

- 39-Tengo una ocupación, un rol, en la comunidad

- 40-Amo a alguien que no es de mi familia

- 42-Comparto mi vida con amigos

En la pregunta 37, se encontraron resultados significativamente mejores en menores de 20 años (X^2: 28.39; p < 0,0000), en familias de tamaño mediano (X^2: 10,64; p 0,03), y en la generación de los hermanos (X^2: 14; p 0,005). Los resultados fueron marcadamente peores para los mayores de 65 años.

En la pregunta 38, se encontraron resultados significativamente mejores en menores de 20 años (X^2 13,08; p 0,01).

En la pregunta 39, se encontraron resultados significativamente mejores en familias de tamaño mediano (X^2 14; p 0,005).

En la pregunta 40 se encontraron resultados significativamente mejores en mujeres (X^2: 6,82; p 0,03).

En la pregunta 42 se encontraron resultados significativamente mejores en menores de 20 años (X^2: 17,97; p 0,001), familias de tamaño mediano (X^2: 17,7; p 0,001), y en la generación de los hermanos (X^2: 13,1; p 0,01).

3.11 Familias con situaciones emergentes.

De la experiencia de visita a los domicilios y de los resultados de las escalas, llamó la atención la situación de algunas familias en las que:

- Uno de los miembros puntuaba fuertemente peor que el resto de la familia.

- La dispersión en el resultado general y o por dimensión era máximo entre los padres de la PCDSD.

- La situación observada en cuanto a malas condiciones de higiene, vivienda, historia y estructura familiar diferían fuertemente con inesperados muy buenos resultados en la escala.

En 5 de las familias con estas características se pudo indagar y se detectó:

En la familia "A": PCDSD con situación de "invisibilización" excluida del acceso a todo tipo de atención a pesar de intensos y recurrentes intentos de incluirlo. Abuelos a cargo por orden judicial debido a maltrato. Vivienda precaria con calefacción insuficiente e inadecuada. Llamativos puntajes muy altos de CDV, con la particularidad de que uno de los niños de la familia puntúa más bajo que el resto. Este niño participó del trabajo de grupos focales con los resultados, y el resto de las personas que compartieron con él el grupo, sin conocer estas

35

situaciones, quedaron alarmadas por los relatos del niño respecto a situaciones vinculares en su hogar.

En la familia "B": El padre y la madre de la PCDSD tuvieron el mejor y el peor puntaje de su familia respectivamente, con mayor distancia en normas de convivencia y fortaleza y crecimiento personal. En la visita no se percibió nada especial, pero pocos meses después de la misma se tomó conocimiento de la separación de los padres, con huida de la madre fuera de la ciudad, debido a situaciones de violencia conyugal y postergación personal.

En la familia "C": Llama la atención la gran distancia de resultado de una sola de las encuestadas respecto del resto de la familia, hermana de la PCDSD. Meses después de la visita, se toma conocimiento de que se produce la separación de su pareja con situaciones de violencia y crisis emocional.

En la familia "D": El padrastro de la PCDSD presenta un puntaje muy bajo de CDV respecto del resto de la familia. Su pareja, luego de la visita, nos manifiesta que es una persona muy negativa y depresiva, que no se presta a la ayuda ni a tratamientos.

En la familia "E": La madre de la PCDSD presenta el peor puntaje de su familia y de toda la muestra. Se trata de una familia multi-intervenida por diversas instituciones de educación, salud y justicia desde hace 10 años, sin lograr avances a favor de la PCDSD que se encuentra invisibilizada, y en una situación muy grave de desnutrición por falta de aporte alimenticio. Utilizando su propia escala, se logra abrir un diálogo diferente, y logra expresar la situación de violencia física y emocional que sufre de parte de su pareja.

Los puntajes de calidad de vida de los miembros de cada familia señalada se resumen en la Figura 12.

Figura 12: Rango de puntajes de Calidad de Vida General de miembros de familias con situaciones emergentes de Cutral Có y Plaza Huincul con un integrante con discapacidad severa del desarrollo que respondieron a la encuesta de Calidad de Vida Latinoamericana durante el año 2010, expresadas como rangos intercuartílicos (sin incluir resultados de las encuestas aplicadas a los miembros con discapacidad severa del desarrollo).

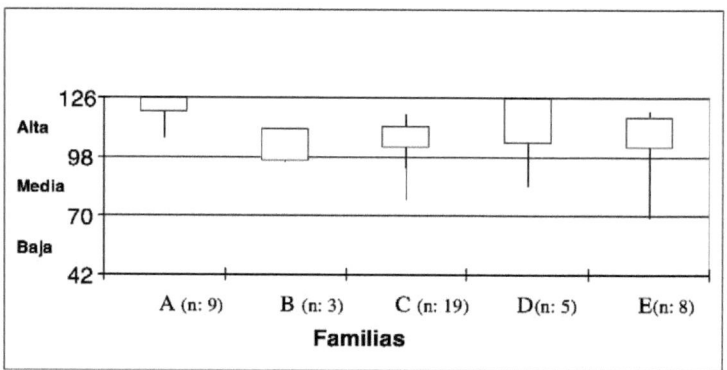

Fuente: elaboración propia a partir de resultados de la aplicación de la Escala de Calidad de Vida Latinoamericana en familias de Cutral Có y Plaza Huincul durante el año 2010.
Nota: cada familia se identificó con una letra mayúscula imprenta.

4-DISCUSIÓN

4.1 Enfoque del análisis

Este es el primer estudio epidemiológico sobre situación sociodemográfica y calidad de vida en personas con discapacidad y sus familias en la provincia de Neuquén. Por ello también constituye el primer esfuerzo de generar un conocimiento epidemiológico de este particular grupo social, dirigido a aportar un insumo tendiente a la humanización de las prácticas de salud, es decir, a la subordinación de las intervenciones de salud a los proyectos de vida y felicidad de las personas con discapacidad y sus familias (Ayres, 2005).

Tanto la descripción sociodemográfica como los resultados de calidad de vida dan cuenta de la situación de las familias en relación a sus necesidades, deseos y demandas, que son la materia prima de la construcción, definición y redefinición de dichos proyectos.

Con el fin de graficar estas ideas, se construyó la Figura 13, en la cual se observa destacados en el centro, y con un tamaño predominante, a la persona con discapacidad severa y su familia, dado que ellos son los protagonistas del proceso de autoatención, tanto en su versión amplia relacionada con la reproducción social de su grupo social, como en la perspectiva restringida al proceso salud/enfermedad/atención. Circundando se observan en un tamaño menor, representados en una situación de subordinación instrumental, los diferentes actores sociales/recursos de la autoatención con los que cuentan las familias. Cada actor social cobrará mayor o menor relevancia dependiendo los problemas a los que se enfrente a familia en cada momento. Se destaca con color más intenso al subsector público de salud, dado que es desde esa perspectiva que se desarrollará la presente discusión.

Figura13. Identificación de actores sociales en relación a la Persona con Discapacidad Severa y su familia.

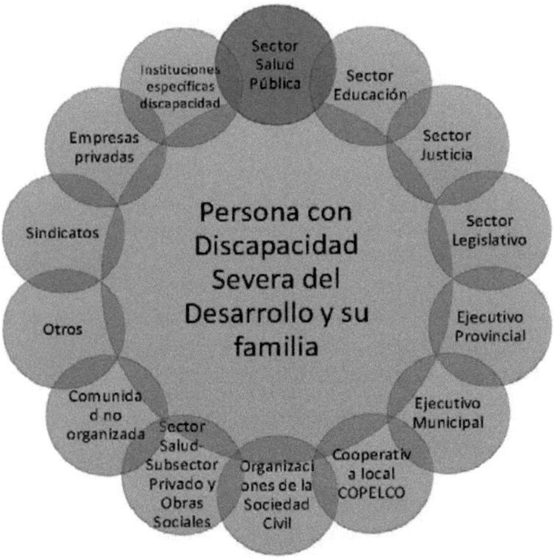

Fuente: Elaboración propia.

Aquí se discutirá de qué manera estos resultados pueden constituir un aporte en diferentes niveles de planificación, programación y gestión, y cuáles son las líneas de investigación futura que se abren a partir de los mismos. Con la finalidad de realizar un aporte a la construcción de identidad hacia dentro del sector salud, en el cual el autor está constituido como actor social (y como tal cuenta con posibilidades de acción y articulaciones actuales y futuras). Se orientará este enfoque estratégicamente tomando como referencia al subsector público de salud de la provincia de Neuquén, definiendo los niveles de análisis en micro, meso y macro, según su injerencia a nivel de situaciones individuales-familiares (para el nivel micro), situaciones colectivas a nivel de las comunidades de estudio representados por las conducciones intermedias (para el nivel meso), y situaciones colectivas para toda la provincia representados por las conducciones superiores del sistema (en el nivel macro), y diferenciando por las responsabilidades predominantes a los diferentes agentes del sector definido (Tabla9).

Tabla 9. Clasificación por niveles de injerencia y tipo de responsabilidad de los agentes de salud de la organización Salud Pública de la Provincia de Neuquén

Nivel	Responsabilidad predominantemente técnica	Responsabilidad predominantemente administrativa	Responsabilidad predominantemente política
Micro	Agentes de salud con actividad asistencial, de tipo individual y/o colectiva	-------------	-------------
Meso	Coordinadores de Comités Hospitalarios	Director de hospital, Jefes de Área Programa, Centros de Salud y Sectores Hospitalarios	Jefe de Zona Sanitaria
Macro	Directores de Programas	Subsecretaria de Salud	Ministro de Salud

Fuente: elaboración propia a partir de información de organización sectorial del Sistema de Salud Pública de la Provincia de Neuquén (Ministerio de Salud de la Provincia de Neuquén)

Definimos así el ámbito de salud pública de Neuquén como el espacio sobre el que se discutirán los resultados y a los miembros de dicho sistema como los protagonistas de reflexión y acción en relación a la población en estudio.

Para ordenar la discusión primero se abordaran los datos sociodemográficos y seguidamente, se discutirá sobre los resultados de calidad de vida.

4.2 Discusión sobre los resultados sociodemográficos

En el presente estudio se encontraron 55 personas con discapacidad severa del desarrollo en Cutral Có y Plaza Huincul, que corresponde a un 1 caso por mil habitantes, tomando una población estimada de base de 50.245 habitantes (INDEC 2010).

La referencia estadística más importante a tener en cuenta es la Encuesta Nacional de Personas con Discapacidad (ENDI) (INDEC, 2004a), que se llevó adelante como una encuesta complementaria del Censo Nacional 2001, durante los años 2002 y 2003.

No existe en dicha encuesta un ítem que permita conocer en forma directa cuantas personas con una discapacidad severa del desarrollo hay en la Argentina, entendiendo la misma como la discapacidad adquirida antes de los 18 años, con una severidad tal que requiera del apoyo permanente de terceros para poder cumplir con las actividades básicas de la vida diaria.Sin embargo podría estimarse con alguna aproximación este dato a partir de los resultados de capacidad de autovalimiento (INDEC, 2004b), haciendo la salvedad que toma solo en cuenta a las personas con discapacidad a partir de los 14 años.

Dado que este grupo etario constituyó el 80 % de esta muestra, es posible que las comparaciones tengan un aceptable grado de validez, y se toma para la discusión el grupo etario de 14 a 49 años, dentro del cual se encuentra incluida la muestra del presente estudio.

El autovalimiento se valoró en relación a la capacidad de la persona con discapacidad para valerse por sí misma en las actividades básicas de la vida diaria, como comer y beber, lavarse y cuidar de su aspecto.

Tomando como referencia poblacional de 30.757.628 habitantes, se encontró un 7,07 % de personas con discapacidad en Argentina (2.176.123 personas).Teniendo en cuenta los resultados de la ENDI (INDEC 2004b) de personas con discapacidad que requieren ayuda en las actividades básicas de la vida diaria, se encontró un total 0,7 por mil habitantes con discapacidad entre los 14 y los 49 años que requieren ayuda de su familia para alimentarse (23.210 personas), y un total de 2 por mil habitantes de 14 a 49 años (62.159 personas) que requieren ayuda de su familia para lavarse y cuidar su aspecto.

Por tanto, el resultado de prevalencia de PCDSD de este estudio es comparable a las estimaciones censales, y es muy probable que se repita en el resto de las comunidades de Neuquén, lo que podría ser corroborado realizando relevamientos en otras localidades.

El solo conocimiento del simple dato de prevalencia esperada para una comunidad, es de fundamental importancia, sobre todo para los niveles meso y macro, dado que tienen el poder administrativo y político para la asignación de recursos materiales y humanos, y la entidad para interactuar y decidir en conjunto con el resto de los actores sociales con el mismo nivel de responsabilidad, como por ejemplo los poderes ejecutivos provincial y municipal, sobre qué tipo y cantidad de servicios se requerirán.

Sin embargo es muy importante alertar que dicha asignación de recursos puede tomar dos vías principales contrapuestas, de acuerdo al paradigma en relación a discapacidad al que se adhieran los actores sociales con suficiente poder para decidir a nivel macro.

De acuerdo a Aznar & Castañón (2008), las dos tendencias en tensión actualmente, son el paradigma del déficit y el de la diferencia. En el paradigma del déficit, se destacan los aspectos negativos del funcionamiento, reconocidos como limitaciones a la actividad y a la participación y se identifica la discapacidad con la enfermedad, y por lo tanto se utilizan denominaciones y metodologías propias del ámbito biomédico, mientras que en el paradigma de la diferencia se hace énfasis en los aspectos positivos del funcionamiento con la intención de planificar y ejecutar sistemas de apoyos orientados a los proyectos de vida y felicidad de las personas con discapacidad, intentando articular los movimientos de integración e inclusión social, trabajando sobre los contextos para abatir las barreras a la participación.

Como podrá deducirse de esta clasificación de modos de pensar la discapacidad, la adhesión a uno u otro paradigma resultará en acciones opuestas. Por un lado, si adherimos al paradigma del déficit, pensaremos servicios en los que las personas con discapacidad severa del desarrollo son receptores pasivos de cuidados de tipo paliativo, ya que no tienen posibilidades de intervención curativa. Pero si adherimos a una mirada orientada a la diferencia, entendemos que la persona con discapacidad es sujeto de derecho, y convive en un contexto, que influye en su calidad de vida y puede potenciar u obturar sus posibilidades de obtener salud y bienestar, y que los servicios de atención en la comunidad deben orientar sus acciones a la planificación, ejecución y evaluación de apoyos, no solo dirigidos a las propias personas con discapacidad, sino también a sus familias.

Merhy (2006) también expresa su acuerdo con la anterior aseveración, basándose en que los encuentros de salud tienen sentido en la medida que representan una posibilidad de plasticidad, es decir de modificación de la realidad en la situación de la persona-usuario. Si se percibe la falta de esta, el encuentro no se produce, o se deteriora en sus posibilidades de dar respuesta a sus necesidades. Dicho más simplemente, si el sujeto no va a cambiar ("mejorar"), entonces la acción carece de sentido.

Más adelante, con el análisis de los resultados de calidad de vida, sobre todo en la proyección del mismo sobre el nivel micro, regresaremos a este asunto planteado con mayor extensión.

Continuando con el análisis de la situación sociodemográfica, se encontró un perfil sociodemográfico en el que predominan situaciones de vulnerabilidad para la mayor parte de las familias, con altos porcentajes de viviendas usurpadas, localizadas en la periferia de las ciudades, en donde viven familias de bajo o muy bajo nivel socioeconómico, en muchos casos con estructuras familiares que se asocian a precarias posibilidades de responder ante la adversidad, como madres solas y padres adultos mayores, y en donde se pudo constatar la presencia de violencia familiar en varios casos.

Sin embargo, complementariamente se encontraron situaciones que podrían actuar mitigando los efectos de lo descripto. El resultado de tenencia de certificado de discapacidad en este estudio fue de 67,2 %, sensiblemente mayor que la tenencia informada por el INDEC (2004d) de entre el 18,2% y el 55,4 % según presencia de 1 o más de 3 discapacidades en Argentina, la presencia de pensión por discapacidad en más del 70 % de las personas relevadas, así como también más del 70 % de personas con discapacidad con concurrencia regular a los diferentes centros de atención relacionados con la discapacidad en las comunidades de estudio, todo lo cual habla de una no invisibilización de la mayor parte de la población en estudio, y de una capacidad de acceso a los beneficios que ofrece la comunidad.

Por otro lado, en línea con lo descripto por Luis Sapag(2008) en su estudio sobre distribución del ingreso en Cutral Có, donde se constata mayor desigualdad en la distribución de los ingresos, pero menores niveles de indigencia que la media nacional, se pudo constatar que las familias localizadas en la periferia no tienen mayor prevalencia de nivel socioeconómico bajo y muy bajo, si se lo compara con las familias localizadas hacia el centro de la ciudad. En el relevamiento de campo, se pudo indagar sobre las historias familiares, y fueron recurrentes los relatos en los que las familias usurparon viviendas por falta de recursos, fueron paliando necesidades a través de la solidaridad intrafamiliar, muchas veces compartiendo subsidios, y luego consiguieron empleo, mejorando su situación económica. Junto con Luis Sapag consideramos que las familias en situación de pobreza de Cutral Có y Plaza Huincul despliegan diferentes estrategias tendientes a mejorar su situación económica. Estas estrategias deberían ser exploradas en estudios posteriores, ya que pueden darnos pautas de intervención importantes a nivel intersectorial, con participación de áreas estatales, privadas y de las organizaciones de la sociedad civil, relacionadas por ejemplo con empleo y vivienda. En estos casos, también las acciones prioritarias se dan a nivel de los niveles meso y macro, pero el sector micro puede jugar un rol fundamental en la descripción de la situación de las familias, dado que tienen una accesibilidad y un contacto cotidiano y directo con ellas, y pueden generar de esa manera un conocimiento local de alta confiabilidad, que, como este trabajo, puede brindar insumos para la planificación y gestión intersectorial. En relación a este punto, también regresaremos cuando analicemos los resultados de calidad de vida general de la muestra, haciendo referencia a la categoría autoatención en su sentido amplio (Menéndez, 2003).

4.3 Discusión de los resultados de Calidad de Vida

En este estudio se administró la escala de calidad de vida a una muestra con una amplia representatividad de todos los miembros familiares, a diferencia de los principales estudios referentes a calidad de vida y discapacidad citados (Poston et al.,2004; Hoffman, Marquis, Poston, Summers, Turnbull, 2006; Andrade, Gómez Benito, Verdugo Alonso, 2008) donde las encuestas fueron realizadas casi exclusivamente a las madres de la persona con discapacidad.

Esto constituye una fortaleza de este estudio, teniendo en cuenta los nuevos modelos de reflexión y de intervención en discapacidad expresados en la Clasificación Internacional del Funcionamiento, de la Discapacidad y la Salud (CIF)(OMS 2001), y por autores nacionales especializados en la temática como Aznar &González Castañón et al. (2008), Núñez B. (2007), Núñez B., Rodríguez L. (2005), que reconocen la importancia de la valoración del contexto vincular de la persona con discapacidad, incluyendo a todos los miembros de la familia y a las personas significativas del entorno social, incluyendo vecinos y amigos.

La literatura citada, sobre todo la proveniente de países del primer mundo (Summers et al, 2007; Turnbull, 2003), pone énfasis en la influencia de los servicios específicos sobre la calidad de vida de las PCDSD y su familia. En este estudio no se encontraron diferencias significativas entre las PCDSD y sus familias en cuanto a resultados en la calidad de vida, en relación a la asistencia a servicios de rehabilitación o atención específicas.

Respecto a los resultados de calidad de vida general, se obtuvieron resultados muy buenos, comparables a los obtenidos por Aznar y González Castañón (2005b) en la comunidad de Pilar, con predominio de familias de nivel socioeconómico medio y alto, y también a los resultados obtenidos en Cali, Colombia, por Andrade et al. (2008). Contrariamente a los resultados de este estudio, también Aznar &González Castañón (2005b) obtuvieron resultados marcadamente peores en otras comunidades parecidas a Cutral Có y Plaza Huincul en cuanto al predominio de familias con nivel socioeconómico bajo. Esto generó el interrogante acerca de porque en una muestra de familias con predominante nivel socioeconómico bajo, en las que uno de sus miembros presenta una severa discapacidad, con una importante cantidad de familias con madres solas a cargo y padres en la edad de adultos mayores, presentan tan buenos resultados de calidad de vida general, cuando el sentido común indicaría lo contrario.

Es aquí donde debemos realizar al menos el planteo de tres posibilidades. Por un lado evaluar la posibilidad de que la escala no sea adecuada para la comunidad de estudio, por otro, que estemos ante una comunidad conformista y con bajas ambiciones en cuanto a sus necesidades y deseos, y finalmente, la posibilidad de encontrarnos ante una población con la capacidad suficiente de desplegar diferentes estrategias de obtención de bienestar, aprovechando los abundantes recursos materiales y de servicios que se ofrecen en ambas ciudades.

En cuanto a la adecuación de la escala a la comunidad en estudio, se puede observar que los resultados de nivel socioeconómico fueron coherentes con los niveles de satisfacción en la dimensión de bienestar físico y material, con diferencias estadísticamente significativas de menor satisfacción en esta área en las familias de nivel socioeconómico bajo y muy bajo. Adicionalmente, se pudo observar que los casos individuales en los que se constataron muy bajos niveles de satisfacción en todas las dimensiones, correspondieron a personas de la familia que estaban sufriendo situaciones de violencia. Además la sensación de los encuestadores en terreno fue la de bienestar familiar al ingresar en los domicilios y poder constatar en los discursos y en sus condiciones materiales de vida, en la mayoría de los casos, una situación de bienestar que coincide con los resultados generales de calidad de vida extraídos de la escala. También del análisis bivariado de los resultados general, por dimensiones y por preguntas en relación a las diferentes variables sociodemográficas, surgen diferencias estadísticamente significativas en otras situaciones que coinciden con lo que se esperaría para quien conoce a esta comunidad, como mayor satisfacción en cuanto a ocasiones para divertirse en los jóvenes, mayor nivel de insatisfacción en las personas con discapacidad severa del desarrollo en las áreas relacionadas con fortaleza y crecimiento personal, y menor satisfacción en relación a vida de familia en familias de estructura grande. Todo lo mencionado va en la dirección de considerar que la escala utilizada es confiable para esta comunidad.

En cuanto a la posibilidad de encontrarnos ante familias conformistas y con pocas ambiciones a nivel de necesidades y deseos, es posible que sea cierto en algunos de los casos, en los que los encuestadores se encontraron con muy precarias condiciones materiales y emocionales de vida, como el caso mencionado para la Familia "A", cuya situación se relata en el punto "3.10Familias con situaciones emergentes", pero dado que esto se percibió en contados casos, creemos que no es la regla, y que la mayor parte de las familias se encuentra luchando por conseguir el mayor bienestar posible.

Dentro de las tres posibilidades planteadas para dar explicación a los muy buenos resultados de calidad de vida, nos inclinamos por la tercera opción. Por un lado por los antecedentes históricos de las comunidades de estudio, que han dado repetidas y notorias muestras de lucha por la conservación de la vivienda, el empleo, el acceso al agua y a la educación y el desarrollo cultural. Para tal fin ha desarrollado todo tipo de sistemas de organización, desde el piquete, el clientelismo político y la usurpación organizada, hasta la integración en partidos políticos[c], sindicatos y otras organizaciones de la sociedad civil, que han logrado poner en agenda la problemática local y de esa manera conseguir decisiones políticas que han favorecido la supervivencia de la comunidad aún luego de catástrofes naturales y políticas, que configuraron un particular "modo de ser cutralquense", muy alejado de la imagen de ciudadanos conformistas, más propensos a tener una baja tolerancia cuando perciben que se vulneran sus derechos y a manifestarse colectivamente en el ámbito público cuestionando a las instituciones, como también creándolas y recreándolas a lo largo de su historia.

De todos modos, creemos que es muy importante desarrollar investigaciones futuras, que permitan explorar de qué modo las familias desarrollan lo que Menéndez (2003, p.199) denomina Autoatención en el sentido amplio:

> ...la autoatención puede ser pensada en dos niveles, uno amplio y otro restringido; el primer nivel refiere a todas las formas de autoatención que se requieren para asegurar la reproducción biosocial de los sujetos y grupos a nivel de los microgrupos y especialmente del grupo doméstico. Formas que son utilizadas a partir de los objetivos y normas establecidos por la propia cultura del grupo. Desde esta perspectiva podemos incluir no sólo la atención y

---

[c] En Cutral Có nació el Movimiento Popular Neuquino, partido político que lleva 50 años en el poder ejecutivo provincial, y nació precisamente luego de situaciones que sometían a la comunidad a situaciones de subordinación política que actuaban en desmedro del bienestar de sus ciudadanos (Sapag L. 2008).

prevención de los padecimientos, sino las actividades de preparación y distribución de alimentos, el aseo del hogar, del medio ambiente inmediato y del cuerpo, la obtención y uso de agua, etc., etc., etc.... La definición restringida refiere a las representaciones y prácticas aplicadas intencionalmente al proceso s/e/a. Por supuesto que es difícil establecer un claro corte entre algunas actividades de la autoatención en sentido amplio y en sentido restringido, pero debemos asumir que este corte – como casi todo corte de tipo metodológico – opera como un mecanismo de ordenamiento de la realidad, y que en consecuencia dicho corte excluye – por supuesto que metodológicamente – determinados hechos, como por ejemplo la permeabilidad entre diferentes tipos de actividades. El corte metodológico posibilita concentrarnos justamente en la autoatención de tipo restringida, pues es la que nos interesa analizar, pero a partir de asumir que en los procesos concretos aparecerán incluidos aspectos de la autoatención ampliada.

De este modo, futuras investigaciones dirigidas a dar cuenta y comprender los mecanismos de autoatención son necesarias a fin de abrir nuevas posibilidades de comprensión intervención efectiva a favor de estas familias.

Estos aspectos relacionados con el reconocimiento de la dimensión sociocultural son especialmente importantes como insumos en lo que Merhy (2006) denomina "maletines tecnológicos" del agente de salud.

Merhy diferencia las tecnologías que utiliza en su práctica cotidiana el agente de salud, y propone la promoción de un perfil profesional en el que exista un balance entre las tecnologías duras (el "maletín de las manos", donde caben el estetoscopio, el ecógrafo, el tensiómetro, el tomógrafo, el bisturí, etc.), tecnologías blandas/duras (los conocimientos técnicos-académicos, de procedimientos basados en evidencia, y también conocimiento de contextos sociales y culturales, de historias de vida, que trasforman a este "maletín de la mente, en un espacio intermedio, que puede ser cooptado ideológicamente, desequilibrando la práctica de salud), y finalmente las tecnologías blandas (el "maletín del encuentro", en donde se produce el trabajo vivo en acto, en el cual se hace posible la humanización de las prácticas).

En ese marco, es en el cual podemos asegurar que para el nivel micro, es vital la generación de conocimiento de su propia comunidad (cuáles son sus condiciones de vida, cuales son los recursos con los que se cuentan, cuáles son sus necesidades, etc.), ya que esto lejos de disminuir su capacidad técnica en la intervención utilizando tecnologías duras, aumentará sus posibilidades de intervención individual y en modalidad de redes. Y dado que los insumos necesarios para esta descripción, tal cual los que elegimos para esta investigación son sumamente accesibles y simples (un mapa, un familiograma, una encuesta, algo de papel, una computadora personal, y un equipo de encuestadores) creemos que es altamente viable esta propuesta para el nivel micro, y tal vez más efectiva que si fuera motorizado y organizado por el nivel meso, que no tiene un contacto tan directo con la comunidad, y que maneja indicadores más generales, no tan personalizados, y más orientados a la morbimortalidad y a la administración de recursos de atención en salud. De este modo, con el conocimiento generado desde el nivel micro, los niveles meso y macro contarían con información complementaria a la habitual que le permitiría establecer un diálogo y una articulación y negociación de mayor calidad con los otros sectores e instituciones de la comunidad y la provincia.

Para finalizar con este punto, destacamos diferencias de este estudio en cuanto resultados de Calidad de Vida, con otros realizados en otras comunidades.

El estudio de calidad de vida de Andrade et al. (2008) no encontró diferencias significativas en los puntajes de Calidad de vida al comparar estructura familiar, pero utilizaron una clasificación de familia según ciclo vital y estructura parental. En el presente estudio, se clasificó familia según apoyo social percibido, siguiendo la propuesta de Hoffman et al. (2006) considerando que es una categoría más relacionada con el bienestar familiar. De esa manera, se encontraron diferencias significativas en las dimensiones de Bienestar Emocional y Vida de Familia, con mejores resultados en familias con una red de apoyo social mediana.

En cuanto a Bienestar Físico y Material, se encontraron diferencias significativas, con peores resultados en niveles socioeconómicos bajos y muy bajos, a diferencia de los resultados del estudio de Cali (Andrade, Gómez Benito& Verdugo Alonso, 2008) en los que no se observaron diferencias, haciendo la salvedad que los autores mencionan que en la población de su estudio, los estratos económicos no estarían claramente diferenciados.

Si bien se discute actualmente acerca de la necesidad de contar con un instrumento de medición de la CDV familiar, para la obtención de un resultado que resuma la situación de bienestar colectiva (Poston et al., 2004), el autor considera que a la luz de los resultados obtenidos en este estudio, es conveniente siempre contar con la situación individual de cada miembro.

Al respecto de los resultados de Calidad de Vida de las Personas con Discapacidad Severa del Desarrollo, es necesario citar a Roizen, Figueroa, Salvia et al.(2007) quienes evaluaron Calidad de Vida en niños con enfermedades crónicas, sus padres y sus médicos, utilizando una escala analógica de bienestar. Como resultado obtuvieron muy buenos niveles de bienestar en padres y niños, y encontraron peores resultados, con diferencias estadísticamente significativas en los médicos de la muestra, que coinciden con lo observado en estudios similares (Jane Sattoe, 2012).

Estos estudios alertan sobre los efectos en la percepción de las personas externas a las familias de personas con enfermedad crónica y discapacidad, en las que opera una mirada medicalizante de la vida cotidiana (Menéndez, 2003), relacionando discapacidad con enfermedad, cuando el fenómeno del bienestar está asociado a la salud, no como oposición a enfermedad, sino como una categoría con identidad propia.

4.4 De los posibles sesgos y de la estrategia de control de los mismos.

El autor es médico pediatra, y atiende regularmente a algunas de las PCDSD de la muestra. Además es miembro de una familia de larga y reconocida trayectoria en la política de la localidad y de la provincia, y actualmente uno de sus familiares es gobernador de la provincia de Neuquén. Esto se presentó como una posible fuente de sesgos y dificultades en el abordaje de las familias en terreno.

La dirección esperada de un posible sesgo fue la de una obtención de datos tendientes a mostrar una situación de necesidad y descontento, con el posible fin de conseguir beneficios políticos, económicos o de atención médica. Dado que no era posible la opción de no participar en terreno por parte del autor, se constituyó un equipo de encuestadores, entre otras razones, para minimizar en lo posible la influencia de su presencia en terreno. Además se aclaró por escrito y verbalmente a todas las familias participantes cuales eran las motivaciones y objetivos del trabajo.

En algunas visitas, las familias preguntaron directamente si el trabajo se relacionaba de alguna forma con la política partidaria, y se aprovechó la ocasión para desestimar la sospecha. En ningún caso se produjeron demandas de atención especial ni de otro tipo de beneficios.

Los muy buenos resultados obtenidos por la aplicación de la escala de calidad de vida, va en contra de las expectativas de desviación sistemática de los resultados.

5- CONCLUSIONES

Se logró un relevamiento de la situación sociodemográfica y de calidad de vida de una población vulnerable, a un bajo costo y con instrumentos sencillos y accesibles.

Se tuvo la oportunidad de poner a prueba instrumentos altamente eficientes por su accesibilidad y bajo costo, y por su capacidad de producción de un importante volumen de información. El mapa y el familiograma constituyen instrumentos cotidianos en el trabajo de atención primaria de la salud, con una importancia demostrada en su capacidad de generación de conocimiento sistematizado de las familias. Sin embargo las escalas de nivel socioeconómico NSE 2006 y de CDV Latinoamericana nunca habían sido utilizadas en nuestro medio. Los resultados obtenidos por su aplicación en este estudio son coherentes con la realidad observada, y permiten enfocar el trabajo a nivel individual, a nivel colectivo con familias, y a nivel de gestión y planificación de intervenciones comunitarias. Por ello pueden llegar a tener aceptación y uso por parte de diversos grupos que están trabajando en nuestras comunidades, no solo en relación a la discapacidad, sino también a otras problemáticas sociales que involucran el bienestar personal. De hecho, en varios casos de esta, la presencia de un "delator" de la situación de malestar familiar, con resultados claramente peores que el del resto de su familia, abrió la puerta para poder desinvisibilizar situaciones de violencia y vulneración de derechos.

Se generó un conocimiento que no existía previamente en las localidades de estudio, y creemos que se repiten en el resto de la Provincia de Neuquén, dado el comportamiento de los datos estadísticos en cuanto a discapacidad. Estos conocimientos generados por este estudio ya están siendo utilizados en la planificación y programación local por parte del comité de discapacidad del Hospital Cutral Có-Plaza Huincul, tanto para el abordaje individual de las familias, como para las intervenciones colectivas de apoyo y capacitación.

La metodología y los resultados de este estudio son de gran utilidad para los diferentes actores sociales de la comunidad ya que podrían posibilitar:

- La articulación de las diferentes disciplinas profesionales, y de las diferentes instituciones a favor de las PCDSD y sus familias, con una racional distribución de tareas, recursos e intervenciones.

- El enfoque de las intervenciones tanto a nivel micro como meso y macro en las instituciones.

- La participación activa de las propias familias de las PCDSD en la construcción de soluciones.

- El acceso a información útil para las instituciones, tanto a nivel operativo como de conducción.

- El diseño de programas específicos para las diferentes etapas vitales y situaciones que viven las familias.

- La detección de situaciones de violencia y de vulneración de derechos.
- La planificación urbana

Los resultados de la aplicación de la escala de CDV permiten visualizar fácilmente las áreas más débiles, así como también las fortalezas en las que posibles programas o intervenciones pueden apoyarse. Al sumarle al análisis las características sociodemográficas de las personas encuestadas se logró conocimiento muy valioso que enriquece aún más los resultados aislados de la escala. Uno de los aportes más importantes de la escala de CDV fue la posibilidad de detectar situaciones de violencia y de conflicto intrafamiliar, permitiendo abordar situaciones que permanecían ocultas. Los resultados de las escalas correspondientes a las PCDSD permiten obtener una imagen de la percepción del bienestar de las mismas por parte de sus familiares. Todo esto es muy relevante, y nos permite enfocar las intervenciones en los puntos de interés y preocupación de las familias en relación a la persona con discapacidad severa del desarrollo.

REFERENCIAS BIBLIOGRÁFICAS

Andrade L.C, Gomez Benito J, Verdugo Alonso M.A. Calidad de vida familiar en personas con discapacidad: un análisis comparativo [internet]. 2008 [citado el 14 de julio del 2012]; 7(2):369-383. Disponible en http://www.scielo.org.co/pdf/rups/v7n2/v7n2a06.pdf.

Ayres J. Normas y desarrollo humano: horizontes filosóficos para la evaluación de las prácticas en el contexto de la promoción de salud.Ciencia y Salud Colectiva. 2004; 9(3):583-592.

Ayres J. "Hermenéutica y humanización de las prácticas de salud". Ciencia y Salud Colectiva.2005; 10(3):549-560.

Aznar & González Castañón. Quality of life from the point of view of Latin American families: a participative research study. Journal of IntellectualDisabilityResearch.2005a: 49(10):784-788.

Aznar & González Castañón. Escala Latinoamericana de Calidad de Vida: desarrollo, aplicaciones y resultados. Fundación Itineris; 2005b.

Aznar & González Castañón, et al. ¿Son o se hacen?: El campo de la discapacidad intelectual estudiado a través de recorridos múltiples. Ed. Noveduc, Colección Discapacidad;2008.

Cecchi H. Denunciados por discriminar. Diario Página 12.Martes 24 de julio de 2012 [internet]. 2012 [citado agosto 2012]. Disponible en http://www.pagina12.com.ar/diario/sociedad/3-199391-2012-07-24.html.

Diario Río Negro. La Justicia ordenó al ISSN que acepte a Jazmín. 2 de agosto de 2008. [internet]. 2008 [citado agosto 2012]; p. 19. Disponible en http://www1.rionegro.com.ar/diario/2008/08/02/20088r02s12.php.

Diario Río Negro. Tratan de elaborar un diagnóstico de la discapacidad: faltan datos actualizados para hacer una evaluación [internet]. 2009; p. 9[citado en octubre del 2009]. Disponible en http://www.rionegro.com.ar/diario/2009/01/05/1231119612166.php.

Didoni M. et cols. La familia como unidad de atención, Apuntes del módulo 3 del curso para prestadores de PAMI, INSSJP; 2007.

Foucault M. El Nacimiento de la Clínica: una arqueología de la mirada médica. Buenos Aires: Siglo XXI Editores Argentina; 2003.

Garralda P. La Persona Con Discapacidad Grave. Desafíos y líneas de acción pastoral. Editorial Sal Terrae; 2000.

Harper A. Power M. WHOQOL User Manual. Organización Mundial de la Salud, Ginebra; 1997.

Hoffman L., Marquis J, Poston D., Summers J.A., Turnbull A. Assesing family outcomes: Psychometric evaluation of the Beach Center Family Quality of Life Scale. Journal of Marriage and Family.2006: 68 (4), 1069-1083.

Instituto Nacional de Estadísticas y censos. Censo 1991. Resultados provinciales. Neuquén. Provincia del Neuquén según localidad. Población censada en 1991 y población por sexo en

2001. [internet]; 1991 [citado julio 2012];Cuadro 12.1. Disponible en www.indec.gov.ar/censo2001s2_2/Datos/58000LC121.xls.

Instituto Nacional de Estadísticas y censos. Censo 2001. Resultados provinciales. Neuquén. Provincia por Municipio [internet]. 2001 [citado julio 2012];Cuadro 11.1. Disponible en http://www.indec.gov.ar/censo2001s2_2/ampliada_index.asp?mode=58.

Instituto Nacional de Estadísticas y censos. Encuesta Nacional de Personas con Discapacidad (ENDI)[internet]. 2004ª [citado julio 2012]. Disponible en http://www.indec.mecon.ar/principal.asp?id_tema=166.

Instituto Nacional de Estadísticas y censos. Encuesta Nacional de Personas con Discapacidad (ENDI)[internet].2004b[citado julio 2012]. Disponible en http://www.indec.gov.ar/webcenso/ENDI_NUEVA/ampliada_index_total.asp?mode=01

Instituto Nacional de Estadísticas y censos. Censo Nacional de Población, Hogares y Viviendas 2010. Participación de la Comunidad Educativa[internet]. 2010[citado julio 2012]. Disponible en http://www.indec.gov.ar/censo2010/Comunidad_educativa.pdf.

Instituto Nacional de Estadísticas y censos. Encuesta Nacional de Personas con Discapacidad (ENDI) Poblaciones específicas, Personas con Discapacidad, Población de 0 a 17 años según tenencia de certificado de discapacidad por cantidad y tipo de discapacidad. Total del país. Años 2002 -2003[internet]; 2004d[citado julio 2012]. Disponible en http://www.indec.mecon.ar/principal.asp?id_tema=8309.

JaneSattoe et al. The proxy problem anatomized: child-parent disagreement in health related quality of life reports of chronically ill adolescents Health and quality of life outcomes [internet].2012 [citadojulio 2012]. Disponible en http://www.hqlo.com/content/10/1/10

Lacasta J. Calidad de los servicios de apoyo familiar. En: Familias y Discapacidad Intelectual. Confederación Española de Organizaciones a favor de las Personas con Retraso Mental (FEAPS), Caja Madrid; 2000.

Ley Nacional 22431. Sistema de Protección Integral de los Discapacitados. Senado y Cámara de Diputados de la Nación Argentina. [internet]. Marzo de 1981. Disponible en http://www.social.mendoza.gov.ar/discapacidad/Leyes/Ley%2022431%20Sistema%20de%20Proteccion%20Integral%20de%20Discapacitados.pdf

Ley Provincial 1634. Protección Discapacitados. Honorable Legislatura de la Provincia de Neuquén. [internet]. Noviembre de 1985. Disponible en http://www.saludneuquen.gov.ar/index.php?view=article&catid=17%3Amarcos-legales&id=41%3Aley-no-1634-proteccion-discapacitados-&format=pdf&option=com_content

Ley Nacional 24901. Sistema de prestaciones básicas en habilitación y rehabilitación integral a favor de las personas con discapacidad. Senado y Cámara de Diputados de la Nación Argentina[internet].Diciembre 2 de 1997. Disponible enhttp://www.infoleg.gov.ar/infolegInternet/anexos/45000-49999/47677/norma.htm .

Menéndez E. Modelos de atención de los padecimientos: de exclusiones teóricas y articulaciones prácticas. Ciencia y Salud Colectiva.2003; 8(1): 185-207.

Merhy E. Salud: Cartografía del trabajo vivo Buenos Aires: Lugar Editorial; 2006.

Meyer L., Peck C., Brown L. Critical issues in the lives of peoplewith severe disabilities. Baltimore: Paul H. Brookes; 1991.

Maslow A. A theory of human motivation[internet].1943[citado octubre2009].Disponibleenhttp://www.ebookpars.com/ebooks/Motivation.pdf.

Ministerio de Salud de la Provincia de Neuquén, Organización Sectorial [internet].[citadodiciembre de 2012]. Disponible enhttp://www.saludneuquen.gob.ar/index.php?option=com_content&view=article&id=81&Ite mid=198

Naciones Unidas. Normas Uniformes para la Igualdad de Oportunidades para las Personas con Discapacidad [internet]. 1993 [citado agosto del 2012]. Disponible en http://www.un.org/spanish/disabilities/standardrules.pdf.

Naciones Unidas. Convención sobre los Derechos de las Personas con Discapacidad [internet].2006 [citado en agosto de ` 2012] Disponible en http://www.un.org/spanish/disabilities/convention/qanda.html.

Núñez B. Familia y discapacidad: de la vida cotidiana a la teoría.Buenos Aires: Lugar Editorial;2007.

Núñez B., Rodríguez L. Hermanos de personas con discapacidad: Una asignatura pendiente. 2ª Ed. Buenos Aires: Fundación Telefónica, Asociación AMAR;2005.

OMS. Clasificación internacional del Funcionamiento, de la Discapacidad y la Salud: CIF Versión Abreviada [internet].2001 [citadojulio del 2012]. Disponible en http://conadis.salud.gob.mx/descargas/pdf/CIF_OMS_abreviada.pdf

OPS/OMS. Declaración de Montreal sobre la discapacidad intelectual[internet].2004[citado enero del 2009]Disponible en http://www.declaracionmontreal.com/espagnol/conferencia.htm

Pantano, L. Personas con discapacidad: hablemos sin eufemismos. Revista La Fuente. Año X N° 33- Córdoba, Argentina; 2007.

Pérez B. Calidad de servicios. Evolución del proceso argentino. En la publicación del Simposio: Familia, calidad de vida y calidad de servicios del 1° Congreso Iberoamericano sobre Discapacidad, Familia y Comunidad. Buenos Aires, Argentina; 2005.

Poston D., Turnbull A., et al. Calidad de vida familiar: un estudio cualitativo. En Siglo Cero, Revista Española sobre Discapacidad Intelectual. 2004; 35 (3): 31-48.

Rodríguez L. Acompañar e innovar junto a las familias. Del Simposio: ¿Qué se hace en Argentina para mejorar el apoyo que necesitan las familias? Distintas experiencias de organizaciones en el apoyo y orientación a familias. 1° Congreso Iberoamericano sobre Discapacidad, Familia y Comunidad, Buenos Aires, Argentina; 2005.

Roizen M., Figueroa C., Salvia L., et al. Calidad de vida relacionada con la salud en niños con enfermedades crónicas: comparación de la visión de los niños, sus padres, y sus médicos. Archivos Argentinos de Pediatría. 2007; 105 (4): 305-313.

Sapag L. et al. Inequidad en los ingresos personales y familiares de Cutral Co y Plaza Huincul. Encuesta, curva de Lorenz e índice de Gini.[internet]. Universidad Tecnológica Nacional, Unidad Académica Confluencia, Neuquén, Plaza Huincul.2006[citado en junio del 2012]. Disponible enhttp://www.sapag.com.ar/ver.php?id=54.

Sapag L. Sapag: del Líbano a Neuquén. Genealogía de una pasión. Editorial Sudamericana; 2008.

Schalock R.L. Considering culture in the application of quality of life. En Keith K &Schalock R.L. "Cross cultural perspectives on Quality of life" Vol 2.AAMR, Washington; 1996.

Schalock R. Hacia una nueva concepción de la discapacidad.III Jornadas Científicas de Investigación sobre Personas con Discapacidad. Universidad de Salamanca, España[internet].1999[citado en octubre del 2009] Disponible en http://campus.usal.es/~inico/investigacion/jornadas/jornada3/actas/conf6.pdf.

Shapiro&Batshaw. Retraso Mental (Discapacidad Intelectual). Nelson Tratado de Pediatría. 18° Edición. Editorial Elsevier; 2009.

Siede Isabelino A. Prólogo al librodeAznar &González Castañón, et al. ¿Son o se hacen?, El campo de la discapacidad intelectual estudiado a través de recorridos múltiples, Ed. Noveduc, ColecciónDiscapacidad; 2008, p. 13.

Sociedad Argentina de Investigadores de Marketing y Opinión (SAIMO) NSE 2006 [internet]. 2006 [citado en octubre del 2009]. Disponible en http://www.saimo.org.ar/socios/Socios/NSE2006-23nov2006-Informe_final.pdf.

Summers J. et al. Relationship of perceived adequacy of services, family-professional partnerships, and family quality of life in early childhood service programmes.En: International Journal of Disability, Development and Education. 2007; 54(3): 319-338.

Tamarit J. El alumno con necesidades de apoyo generalizado [internet]; 1998[citado en julio del 2009]Disponible enhttp://www.asociacionalanda.org/pdf/necesidades.pdf.

TestaM. et al. Assessment of quality of life outcomes. En New England Journal of Medicine. 1996; 334(13): 835-840.

Turnbull, A. La calidad de vida de la familia como resultado de los servicios: el nuevo paradigma. En Investigación, innovación y cambio. V jornadas científicas de investigación sobre personas con discapacidad. Amarú Ediciones, Salamanca;2003.

Txerna Franco y col. Satisfacción de las personas en Lantegi Batuak.Siglo Cero, revista española sobre discapacidad intelectual. 2006; 37(2).

Velarde-Jurado E. et al. Evaluación de la calidad de vida. Salud pública de México. 2002; 44(4).

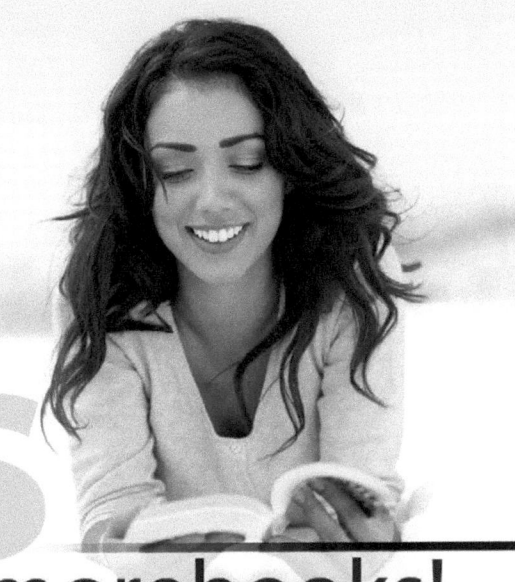
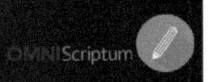

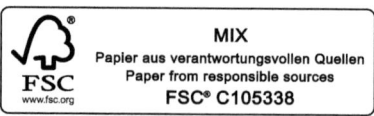